U0296451

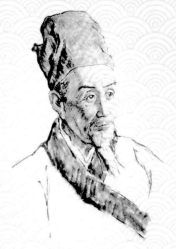

中西医

全新彩色升级版

望闻问切的不藏之秘

来要水 来要良 著

人民卫生出版社

图书在版编目（CIP）数据

望闻问切的不藏之秘：全新彩色升级版 / 来要水，
来要良著. —北京：人民卫生出版社，2020

ISBN 978-7-117-29893-3

Ⅰ.①望… Ⅱ.①来… ②来… Ⅲ.①望诊（中医）–
基本知识②闻诊 – 基本知识③问诊 – 基本知识④切诊 – 基
本知识 Ⅳ.①R241.2

中国版本图书馆 CIP 数据核字（2020）第 045082 号

| 人卫智网 | www.ipmph.com | 医学教育、学术、考试、健康，
购书智慧智能综合服务平台 |
| 人卫官网 | www.pmph.com | 人卫官方资讯发布平台 |

望闻问切的不藏之秘
（全新彩色升级版）

著　　者：来要水　来要良
出版发行：人民卫生出版社（中继线 010-59780011）
地　　址：北京市朝阳区潘家园南里 19 号
邮　　编：100021
E - mail：pmph @ pmph.com
购书热线：010-59787592　010-59787584　010-65264830
印　　刷：北京顶佳世纪印刷有限公司
经　　销：新华书店
开　　本：889×1194　1/32　　印张：7
字　　数：169 千字
版　　次：2020 年 5 月第 1 版　2024 年 1 月第 1 版第 4 次印刷
标准书号：ISBN 978-7-117-29893-3
定　　价：48.00 元
打击盗版举报电话：010-59787491　E-mail: WQ @ pmph.com
质量问题联系电话：010-59787234　E-mail: zhiliang @ pmph.com

内容提要

　　中医的诊病手段主要是望、闻、问、切,即察面色、观舌象、听声音、闻气味、询病情、切脉象、触包块、按皮肤……本书将望、闻、问、切基础知识和作者自己的感悟分享给读者,并结合临床实践详述了舌诊的临证运用经验,更有四诊与中医体质养生的相关内容。若要准确诊断患者的病情(证候),必须四诊合参,即四种诊断手段合用,并进行综合分析。作者将望面、望舌及切脉进行脏腑定位,总结出一套"面舌脉脏腑定位法",进而快速判定脏腑及气血津液盛衰,达到不用病家开口,甚至不用切脉,便知疾病有没有,随手处方用药的临床境界。对于初学者来说,希望能提纲挈领,也希望读者能举一反三。本书适合中医爱好者、初学者阅读参考。

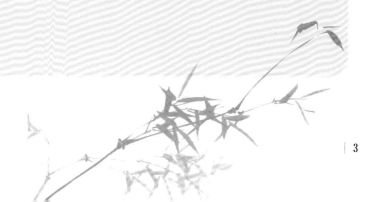

《丹溪心法》云："欲知其内者，当以观乎外；诊于外者，斯以知其内。盖有诸内者，必形诸外。"

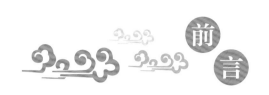

前言

　　中医是比较接地气的医学，怎么才能巧用"望闻问切"，为自己的健康把好脉呢？老子在《道德经》中说道："万物之始，大道至简，衍化至繁"，而中医至深至奥的医术其实都是由简所至。从古代到今天，很多人在找医生看病的时候喜欢一句话也不说，伸伸手就希望医生把自己的疾病说得一清二楚，这就是脉诊的神奇之处。向来人们对中医诊病的印象就是这样，好像中医看病主要是靠切脉，而一旦哪个医生要开口问患者，他的医技就是低人一等，其实这是对中医天大的误解。

　　传统中医的诊病手段主要有四种：望、闻、问、切。切脉，只是其中的一个手段，而且按明代著名中医药学家李时珍的说法，是四诊中最末等的一个手段。要想准确诊断患者的病情（中医有一个术语叫"证候"），必须四诊合参，即四种诊断手段都要用上，综合分析。而中医怎样运用望、闻、问、切快速进行脏腑定位，进而快速判定脏腑以及气血津液盛衰，达到不用病家开口，甚至不用切脉，便知疾病有没有，随手处方用药的临床境界，这是学习中医的"硬功夫"。

　　本书共分为六讲，分别从望、闻、问、切的基础知识讲起，望舌知病的内容是比较浅显易懂的，更有四诊与中医体质养生的相关

内容，对于初学者以及对舌诊尚领悟粗浅的人来说，希望能提纲挈领，也希望有悟性的人能够举一反三。

　　本书会从与众不同的角度打开您的新视野，给您一个金手指，希望能点石成金，收获多多。

　　特别指出，本书所给出的方药剂量均为针对特定患者，广大读者在实施治疗时均应辨证论治。

编者

2020 年初春于北京

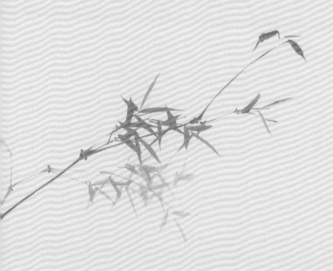

目录

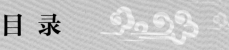

目录

第三讲　问诊 / 109

第四讲　切诊 / 145

第五讲　临床望舌知病 / 171

第六讲　四诊与中医体质养生 / 201

第一讲　望诊

在中医的诊断方法里，望诊在四诊当中居首位，十分重要，也十分深奥，要达到一望即知的神奇医术更是非同寻常。

《难经》将四诊概括为："『望而知之谓之神，闻而知之谓之圣，问而知之谓之工，切而知之谓之巧』。

《望诊遵经》中提出『治病必先知诊，诊病必先知望』。

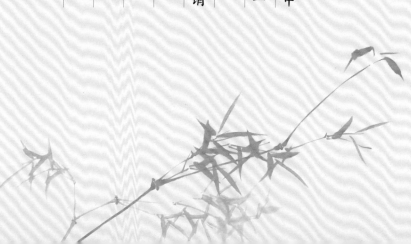

扁鹊望诊故事

　　在学习望诊之前，我们先温故一下中学课本里《扁鹊见蔡桓公》的故事吧。一次，扁鹊拜见蔡桓公，站在那里，瞧着蔡桓公的脸色，看了一会儿说道："君有疾在腠理，不治将恐深！"。这句话的意思是，您的皮肤纹理间有点小毛病，不医治恐怕就要加重。桓公说："寡人无疾。"扁鹊离开后，桓公对左右的人说："医生总喜欢给没病的人治病，拿来炫耀自己的功劳。"

　　过了十天，扁鹊又进见，他再次观察桓公的气色，对桓公说："您的病已到了肌肉，再不医治，会更加严重的。"桓公很不高兴，不理睬他，扁鹊只好垂头丧气地走了。

　　又过了十天，扁鹊再次进见，他看到桓公的情况越发严重了，对桓公说："您的病已到了肠胃，再不医治，会更加严重的。"桓公还是不搭理他。扁鹊只好离开，桓公又很不高兴。

　　又过了十天，扁鹊再入宫，一见到桓公，转身撒腿就跑。桓公赶忙派人去追，问扁鹊跑啥呀，扁鹊说："皮肤纹理间的病，用热水焐、用药热敷，可以治好；肌肉里的病，可以用针灸治好；肠胃的病，可以用火剂治好；骨髓里的病，那是司命神（管人的寿命的神）的事情了，医生我是没辙啦。桓公的病现在已到了骨髓，所以我不再过问了。"

　　过了五天，桓公浑身剧痛，派人去寻找扁鹊，扁鹊已逃到秦国去了。不久桓公就死去了。

　　这就是家喻户晓的扁鹊望诊故事。

第一章 揭秘望诊

记得上学学医的时候，对扁鹊的望诊神技叹为观止，并且很是向往，然而课堂所学和实际印证并不是那么回事，犹如水中捞月，不得窍门。只好自己溜到医院里边，怀揣着敬畏，远远地看着一些中医先生在那儿望、闻、问、切，比如说进到病室去看头痛或者头晕的，我就会仔细观察患者的面色是气滞、血瘀？还是气血亏虚所造成的？当患者说胃痛的时候，我就会注意患者的鼻子，是否有寒凝的征象？我就是这样一点一点观察患者的面容以及行走、坐姿来印证书本上所学，慢慢地学到的东西就越来越多起来。以至于走在路上看见一个人就盯着人家仔细观看，并嘴中喃喃有词揣摩着这个人怎么个不舒服法，后来就把眼睛练得很犀利，瞟一眼就把这个人全扫描完了（应该有什么样的病症）。

"学校领进门，修行靠个人"，我们很多学生都抱怨没有遇到好老师，而目前的中医界也天天在喊着要"师带徒"才能救中医，可从来都不从自身挖掘潜力，真心希望有心者"只要去用心，神技也成真"。

第一节 望神识病

当我们看到一个精神萎靡的人，就会说这个人身体不好，那么到底是哪个脏器有问题而怎么个不好法呢？这就像掰开一个白菜，要逐一进行分析，直到能看到"白菜心"。那么，我们在望诊的时候都看些什么呢？

其实，中医望诊凝聚了很多古人对疾病观察的心血，是一点一点记录下来、总结下来的精华。从目前的医学角度来看，都是很有研究意义的。望诊包括哪些内容呢？包括观察人的神、色、形、态、舌象、脉络、皮肤、五官九窍等情况以及排泄物、分泌物的形、色、量等，下面将从整体望诊和局部望诊的角度进行阐释，便于大家对望诊有一个总体印象。舌诊和面部色诊虽属头面五官，但因舌象、面色反映内脏病变较为准确，实用价值较高，因而形成了面色诊、舌诊两项中医独特的传统诊法，故另有专门介绍。

一、整体望诊

整体望诊是通过观察全身的神、色、形、态变化来了解疾病情况的。

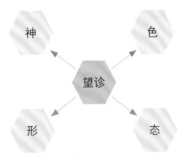

（一）望神

望神就是观察人体生命活动的外在表现，有些人像生机勃勃的夏天，而有些人像死气沉沉的冬天一样。对人体的这种外在表现进行观察，即所说的观察人的精神状态和功能状态。

1. 神　有广义和狭义之分。

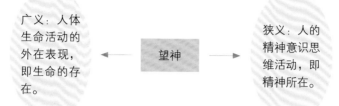

广义：人体生命活动的外在表现，即生命的存在。　←　望神　→　狭义：人的精神意识思维活动，即精神所在。

2. 主要内容

眼神：有时候我们看到一个人目光炯炯，就说这个人身体好、机智、机灵等，其实眼神是肝之窍、心之使、神之舍的地方，能反映心、肝脏器的好坏。

神情：精神意识，面部表情。

主要内容

气色：说一个人气色好，白里透红，与众不同，其实说的是这个人的色泽。色指的是皮肤的颜色，色调变化；泽指的是皮肤的光泽，明度变化。

体态：人的形体状态。

3. 表现形式　包括得神、少神、失神、假神以及神乱。

（1）得神：又称有神，是精充、气足、神旺的表现；在病中，则虽病而正气未伤，是病轻的表现，显示预后良好。

（2）少神：又称神气不足，是精气不足、神气不旺的表现。提示正气不足，脏腑功能减弱，常见于素体虚弱者，或病情较轻，或病后恢复期。

（3）失神：又称无神，是精损、气亏、神衰的表现。病至此，已属重病，预后不良。

（4）假神：是垂危患者出现的精神暂时好转的假象，是临危的预兆，并非佳兆。

望神的表现形式

观察项目	得神	少神	失神	假神
神智	神志清楚	精神不振	表情淡漠	突然神识清醒
语言	语言清晰	懒言	语言错乱，神昏谵语	言语不休，想见亲人
两目	精彩，目光明亮	乏神	晦暗	突然目光转亮，浮光外露
呼吸	平稳	少气	气微喘促	
面色形体	面色容润，肌肉不削	面色少华，倦怠乏力，肌肉松软	面色无华，形体羸瘦	面色如华，两颧泛红如妆
动作反应	动作自如，反应灵敏	动作迟缓	动作失灵，强迫体位	动作艰难，反映迟钝
饮食	饮食正常	纳谷不香或食欲不振	不能饮食	突然食欲增进

假神与病情好转的区别在于：假神的出现比较突然，其"好转"与整个病情不相符，只是局部的和暂时的。由无神转为有神，是整个病情的好转，有一个逐渐变化的过程。

假神之所以出现，是由于精气衰竭已极，阴不敛阳，阳虚无所依附而外越，以致暴露出一时"好转"的假象。这是阴阳即将离绝的危候，古人比作"残灯复明""回光反照"。

（5）神乱：为狭义之神的异常表现，主要包括烦躁不安以及癫、狂、痫等精神失常的表现。

神乱的病因与表现

神乱	病因	表现
烦躁不安	指心中烦热不安、手足躁扰不宁的症状。烦与燥不同，烦为自觉症状，如烦恼；燥为他觉症状，如躁狂、躁动等。多与心经有火有关	可见于邪热内郁、痰火扰心、阴虚火旺等证
癫病	多由痰气郁结、阻蔽神明所致，亦有神不守舍，心脾两虚者	表现为淡漠寡言，闷闷不乐，精神痴呆，喃喃自语，或哭笑无常
狂病	多因肝郁化火、痰火上扰神明所致	表现为疯狂怒骂，打人毁物，妄行不休，少卧不饥，甚则登高而歌，弃衣而走
痫病	多因肝风挟痰，上窜蒙蔽清窍，或属痰火扰心，引动肝风	表现为突然昏倒，口吐涎沫，四肢抽搐，醒后如常

（二）望形体

望形体即望人体的宏观外貌，是胖胖的呢，还是像麻杆儿一样瘦呢，包括身体的强弱胖瘦、体型特征、躯干四肢、皮肉筋骨等。人的形体组织内合五脏，故望形体可以测知内脏精气的盛衰。内盛则外强，内衰则外弱。

人的形体有壮、弱、肥、瘦之分。凡形体强壮者，多表现为骨骼粗大，胸廓宽厚，肌肉强健，皮肤润泽，反映脏腑精气充实，虽然有病，但正气尚充，预后多佳。

凡形体衰弱者，多表现为骨骼细小，胸廓狭窄，肌肉消瘦，皮肤干涩，反映脏腑精气不足，体弱易病，若病则预后较差。

胖而食少多为形盛气虚，皮肤白但无光泽，稍微活动活动就气短乏力，精神不振。这类患者还常因阳虚水湿不化而聚湿生痰，故有"肥人多湿"之说。

如瘦而食少为脾胃虚弱。形体消瘦，皮肤干燥没有光泽，有些人还会有两颧发红、潮热盗汗、五心烦热等症，多属阴血不足、内有虚火之证，故又有"瘦人多火"之说。其严重者，消瘦若达到"大肉脱失"的程度，卧床不起，则是脏腑精气衰竭的危象。

（三）望姿态

俗话说："站如松，坐如钟，行如风，睡如弓"。我们通过望姿态可以知道这个人的大致情况，如走路肩膀一高一低，就要考虑颈椎病的问题了；走路弯着腰好像要在地上找钱一样，说明此人体寒较重；走路软软的，慢慢悠悠的，当然指的是经常这样的人，说明气血亏虚；然而走路时，踢踢踏踏拖着两条腿如灌铅一样，多见于肾虚和脾虚湿盛之人，其实走路的学问也是很大的，有心者多留意吧。

正常的姿态是舒适自然，运动自如，反应灵敏，行、住、坐、卧各随所愿，皆得其中。在疾病中，由于阴阳气血的盛衰，姿态也随之出现异常变化，不同的疾病产生不同的病态。

望姿态，主要是观察患者的动静姿态、异常动作及与疾病有关的体位变化。如患者睑、面、唇、指（趾）不时颤动，在外感病中，多是发痉的预兆；在内伤杂病中，多是血虚阴亏，筋脉失养。四肢抽搐或拘挛，项背强直，角弓反张，属于痉病，常见于肝风内动之热极生风、小儿高热惊厥、温病热入营血，也常见于气血不足所致筋脉失养。此外，痫证、破伤风、狂犬病等，亦致动风发痉。战栗常见于疟疾发作，或外感邪正相争欲作战汗之兆。手足软弱无力，行动不灵而无痛，是为痿证。关节肿大或痛，以致肢体行动困难，是为痹证。四肢不用，麻木不仁，或拘挛，或痿软，皆为瘫痪。若猝然昏倒，而呼吸自续，多为厥证。

痛证也有特殊姿态。以手护腹，行则前倾，弯腰屈背，多为腹痛；以手护腰，腰背板直，转动艰难，不得俯仰，多为腰腿痛；行走之际，突然停步，以手护心，不敢行动，多为真心痛，即心绞痛等心脏病。蹙额捧头，多为头痛。

如患者畏缩多衣，必恶寒喜暖，非表寒即里寒；患者常欲揭衣被，则知其恶热喜冷，非表热即里热。伏首畏光，多为目疾；仰首喜光，多为热病，阳证多欲寒，欲得见人；阴证则欲得温，欲闭户独处，恶闻人声。

从坐形来看，坐而喜伏，多为肺虚少气；坐而喜仰，多属肺实气逆；但坐不得卧，卧则气逆，多为咳喘肺胀，或为水饮停于胸腹。但卧不耐坐，坐则神疲或昏眩，多为气血双亏或脱血夺气。坐而不欲起者，多为阳气虚。坐卧不安是烦躁之征，或腹满胀痛之故。

从卧式来看，卧时常向外，身轻能自转侧，为阳证、热证、实证；反之，卧时喜向里，身重不能转侧，多为阴证、寒证、虚证；若病重至不能自己翻身转侧时，多是气血衰败已极，预后不良。蜷卧成团者，多为阳虚畏寒，或有剧痛；反之，仰面伸足而卧，则为阳证热盛而恶热。

二、局部望诊

我们通过望诊想要知道一个人各个脏器的盛衰情况，就要详细学习望局部，或称分部望诊，是在整体望诊的基础上，根据病情或诊断需要，对患者身体某些局部进行重点、细致地观察。因为整体的病变可以反映在局部，所以望局部有助于了解整体的病变情况。

（一）望头面部

1. 望头部　主要是观察头之外形、动态及头发的色泽变化、脱落情况，以了解脑、肾的病变及气血的盛衰。

部位	病症	病机
望头形	小儿头形过大或过小，伴有智力低下者	多因先天不足，肾精亏虚
	头形过大	可因脑积水引起
	若小儿囟门凹陷，称为囟陷	是津液损伤、脑髓不足之虚证
	囟门高突，称自填	多为热邪亢盛，见于脑髓有病
	囟门迟迟不能闭合，称为解颅	为肾气不足，发育不良
	无论大人或小儿，头摇不能自主者	为肝风内动之兆

部位	病症	病机
望头发	正常人发多浓密色黑而润泽,是肾气充盛的表现	
	发稀疏不长	是肾气亏虚
	发黄干枯,久病落发	多为精血不足
	突然出现片状脱发	为血虚受风所致
	青少年落发	多因肾虚或血热
	青年白发,伴有健忘、腰膝酸软者	属肾虚
	小儿发结如穗	常见于疳积病

2. 望面部外形变化

面部外形	病症
面肿	多见于水肿病
腮肿	腮部一侧或两侧突然肿起,逐渐胀大,并且疼痛拒按,多兼咽喉肿痛或伴耳聋,多属温毒,见于痄腮
面部口眼㖞斜	多属中风证
面呈惊怖貌	多见于小儿惊风,或狂犬病患者
面呈苦笑貌	见于破伤风患者

(二)望五官

望五官是对目、鼻、耳、唇、口、齿龈、咽喉等头部器官的望诊。诊察五官的异常变化,可以了解脏腑病变。

1. 望目　主要是望目的神、色、形、态。

望目	病症	病机
目神	人之两目有无神气，是望神的重点。凡视物清楚，精彩内含，神光充沛者，是眼有神	
	若白睛混浊，黑睛晦滞，失却精彩，浮光暴露，是眼无神	
目色	目眦赤	为心火
	白睛赤	为肺火
	白睛现红络	为阴虚火旺
	眼胞皮红肿湿烂	为脾火
	全目赤肿之眵，迎风流泪	为肝经风热
	目眵淡白	为血亏
	白睛变黄	为黄疸之征或肝胆湿热
	目眶周围见黑色	为肾虚水泛之水饮病，或寒湿下注的带下病
目形	眼皮微肿，状如卧蚕	为水肿初起
	老年人下脸浮肿	为肾气虚衰
	目窝凹陷	为阴液耗损之征，或因精气衰竭所致
	眼球空起而喘	为肺胀
	眼突而水肿	为瘿肿
目态	目睛上视，不能转动，称戴眼反折	多见于惊风、痉厥或精脱神衰之重证
	横目斜视	为肝风内动的表现
	眼睑下垂，称"睑废"。单睑下垂或双睑下垂不一，多为后天性睑废	脾气虚或外伤后气血不和，脉络失于宣通所致

望目	病症	病机
目态	双睑下垂，多为先天性睑废	属先天不足，脾肾双亏
	瞳仁扩大	多属肾精耗竭，为濒死危象

2. 望鼻　主要是审察鼻之颜色、外形及其分泌物等变化。

鼻部	病症	病机
鼻之色泽	鼻色明润	为胃气未伤或病后胃气来复的表现
	鼻头色赤	为肺热之征
	鼻头色白	为气虚血少之征
	鼻头色黄	为里有湿热
	鼻头色青	多为腹中痛
	鼻头微黑	提示有水气内停
	鼻头枯槁	为脾胃虚衰，胃气不能上荣之候
	鼻孔干燥	为燥邪犯肺，或阴虚内热
	鼻燥衄血	多因阳亢于上、肺热所致
鼻之形态	鼻头或鼻同色红，生有丘疹者，多为酒糟鼻	因胃火熏肺、血壅肺络所致
	鼻孔内赘生小肉，撑塞鼻孔，气息难通，称为鼻痔	多由肺经风热凝滞而成
	鼻翼煽动频繁、呼吸喘促者，称为"鼻煽"	久病鼻煽，是肺肾精气虚衰之危证；新病鼻煽，多为肺热
鼻之分泌物	鼻流清涕	为外感风寒
	鼻流浊涕	为外感风热
	鼻流浊涕而腥臭，是鼻渊	多因外感风热或胆经蕴热所致

3. 望耳　应注意耳的色泽、形态及耳内的情况。

耳廓上的一些特定部位与全身各脏器关系密切，其分布大致像一个在子宫内倒置的胎儿，头颅在下，臂足在上。

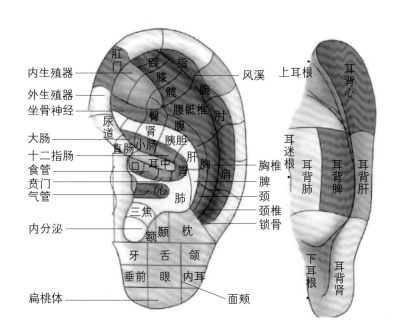

当身体的某些部位有病变时，在耳郭的相应部位，就可能出现充血、变色、丘疹、水疱、脱屑、糜烂或明显的压痛等病理改变，可供诊断时参考。

耳部	病症	病机
耳之色泽	正常耳部色泽微黄而红润。耳部色泽总以红润为佳，如见黄、白、青、黑色，都属病象	
	全耳色白	多属寒证
	色青而黑	多主痛证

耳部	病症	病机
耳之色泽	耳轮焦黑干枯	为肾精亏极、精不上荣所致
	耳背有红络，耳根发凉	多为麻疹先兆
耳之形态	正常人耳部肉厚而润泽，是先天肾气充足之象	
	耳肿大	为邪气实
	耳瘦削	为正气虚
	耳薄而红或黑	属肾精亏损
	耳轮焦干	多见于下消证
	耳轮甲错	多见于久病血瘀
	耳轮萎缩	为肾气竭绝之危候
耳内病变	耳内流脓，是为脓耳	由肝胆湿热蕴结日久所致
	耳内长出小肉，其形如羊奶头者，称为"耳痔"，或如枣核，胬出耳外，触之疼痛者，是为"耳挺"	皆因肝经郁火，或肾经相火、胃火郁结而成

4. 望口与唇 望唇要注意观察口唇的色泽和动态变化。

口唇	病症	病机
察唇	唇以红而鲜润为正常	
	若唇色深红	属实、属热
	唇色淡红	多虚、多寒
	唇色深红而干焦者	为热极伤津
	唇色嫩红	为阴虚火旺
	唇色淡白	多属气血两虚
	唇色青紫	常为阳气虚衰、血行郁滞的表现

口唇	病症		病机
察唇	嘴唇干枯皲裂		为津液已伤，唇失滋润
	唇口糜烂		多由于脾胃积热，热邪灼伤
	唇内溃烂，其色淡红		为虚火上炎
	唇边生疮，红肿疼痛		为心脾积热
望口	口噤：口闭而难张	口闭不语，兼四肢抽搐	多为痉病或惊风
		口闭不语，兼半身不遂者	为中风中脏之重证
	口撮：上、下口唇紧聚之形		常见于小儿脐风或成人破伤风
	口僻：口角或左或右㖞斜之状		为中风证
	口张：口开而不闭		如口张而气但出不返者，是肺气将绝之候

5. **望齿与龈** 望齿龈应注意其色泽、形态及润燥的变化。

齿龈	病症	病机
望齿	牙齿不润泽	为津液未充
	牙齿干燥	为胃津受伤
	齿燥如石	为胃肠热极，津液大伤
	齿燥如枯骨	肾精枯竭，不能上荣于齿的表现
	牙齿松动稀疏，齿根外露	属肾虚或虚火上炎
	病中啮齿	为肝风内动之征

齿龈		病症	病机
望齿		睡中啮齿	多为胃热或虫积
		牙齿有洞、腐臭	多为龋齿,俗称"虫牙"
察龈		龈红而润泽	为正常
		龈色淡白	为血虚不荣
		红肿或兼出血	多属胃火上炎
		龈微红、微肿而不痛,或兼齿缝出血者	多属肾阴不足,虚火上炎
		龈色淡白而不肿痛,齿缝出血者	为脾虚不能摄血
		牙龈腐烂,流腐臭血水者	为牙疳病

6. 望咽喉 咽喉疾患的症状较多,这里仅介绍可以望见的内容,深部需要喉镜等察看。

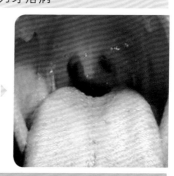

咽喉部位	病机
咽喉红肿而痛	多属肺胃积热
红肿而溃烂,有黄白腐点	为热毒深极
若鲜红娇嫩,肿痛不甚者	为阴虚火旺
咽部两侧红肿突起如乳突,称乳蛾	为肺胃热盛,外感风邪凝结而成
如咽间有灰白色假膜,擦之不去重擦出血,随即复生者,是白喉	因其有传染性,故又称"疫喉"

（三）望躯体

躯体部的望诊包括颈项、胸、腹、腰、背及前后二阴的诊察。

躯体		病机
望颈项部	外形变化	颈前颌下喉结之处，有肿物如瘤，可随吞咽移动，皮色不变也不疼痛，缠绵难消，且不溃破，为颈瘿，俗称"大脖子"
		颈侧颌下，肿块如垒，累累如串珠，皮色不变，初觉疼痛，谓之瘰疬
	病态	如颈项软弱无力，谓之项软；后项强直，前俯及左右转动困难者，称为项强；如睡醒之后，项强不便，称为落枕；颈项强直、角弓反张，多为肝风内动
望胸部	定位	膈膜以上、锁骨以下的躯干部谓之胸
	正常胸	正常人胸部外形两侧对称，呼吸时活动自如
	病态胸	小儿胸廓向前向外突起，变成畸形，称为鸡胸	多因先天不足，后天失调，骨骼失于充养所致
		胸似桶状，咳喘、羸瘦者	为风邪、痰热壅滞肺气所致
		肋部硬块突起，连如串珠，是佝偻病	因肾精不足，骨质不坚，骨软变形所致
		乳房局部红肿，甚至溃破流脓，是乳痈	多因肝失疏泄、乳汁不畅、乳络壅滞而成

躯体		病机
望腹部	定位	膈膜以下、骨盆以上的躯干是腹部
	病态	腹皮绷急，胀大如鼓者，称为膨胀。立、卧位腹部均高起，按之不坚者为气臌；若立位腹部膨胀，卧位则平坦，摊向身侧的，属水臌。患者腹部凹陷如舟者，称腹凹，多见于久病之人，脾胃元气大亏，或新病阴津耗损，不充形体。婴幼儿脐中有包块突出，皮色光亮者，谓之脐突，又称脐疝
望背部	定位	由项至腰的躯干后部称为背
	病态	如脊骨后突，背部凸起的称为龟背，常因小儿时期，先天不足，后天失养，骨失充养，脊柱变形所致。若患者病中头项强直，腰背向前弯曲，反折如弓状者，称为角弓反张，常见于破伤风或痉病。痈、疽、疮、毒，生于脊背部位的统称发背，多因火毒凝滞肌腠而成
望腰部	定位	季肋以下、髂嵴以上的躯干后部谓之腰
	病态	如腰部疼痛，转侧不利者，称为腰部拘急，可因寒湿外侵，经气不畅，或外伤闪挫，血脉凝滞所致。腰部皮肤生有水疱，如带状簇生，累累如珠的，叫缠腰火丹或缠腰龙，今称带状疱疹
望前阴	定位	前阴又称"下阴"，是男、女外生殖器及尿道的总称。前阴有生殖和排尿的作用
	阴囊	阴囊肿大，不痒不痛，皮泽透明的，是水疝；阴囊肿大，疼痛不硬的，是㿉疝；阴囊内有肿物，卧则入腹，起则下坠，名为狐疝

躯体		病机
望前阴	阴茎	阴茎萎软、缩入小腹的，是阴缩，内因阳气亏虚，外感寒凝经脉而成。如阴茎硬结，破溃流脓者，常见于梅毒内陷、毒向外攻之下疳证
	女阴	妇女阴中突物如梨状，称阴挺。因中气不足，产后劳累，升提乏力，致胞宫下坠阴户之外
望后阴	定位	后阴即肛门，又称"魄门"，有排大便的作用。后阴望诊要注意脱肛、痔疮及肛裂
	病态	肛门上段直肠脱出肛外，称为脱肛。肛门内外之周围有物突出，肛周疼痛，甚至便时出血者，是为痔疮，其生于肛门之外者，称为外痔；生于肛门之内者，称为内痔；内外皆有，称为混合痔。若痔疮溃烂，日久不愈，在肛周发生瘘管，管道或长或短，或有分支，或通入直肠，称为肛瘘。肛门有裂口，疼痛，便时流血，称为肛裂

（四）望四肢

四肢，即两条上臂（包括手）和两条大腿、小腿（包括脚）的总称。望四肢主要是诊察手足、掌腕、指趾等部位的形态色泽变化。

1. 望手足　手足拘急，屈伸不利者，多因寒凝经脉。其中，屈而不伸者，是筋脉挛急；伸而不屈者，是关节强直。手足抽搐常见于邪热亢盛、肝风内动之痉病；扬手掷足，是内热亢盛，热扰心神。手足振摇不定，是气血俱虚、筋脉失养、虚风内动的表现。四肢肌肉萎缩，多因脾气亏虚、营血不足、四肢失荣之故。足痿不行，称下痿证。胫肿或跗肿指压留痕，都是水肿之征。足膝肿大而股胫瘦削，是鹤膝风。

2. 望掌腕　掌心皮肤燥裂，疼痛，迭起脱屑，称鹅掌风。

3. 望指趾　手指挛急，不能伸直者，是"鸡爪风"。指趾关节肿大变形，屈伸不便，多系风湿久凝、肝肾亏虚所致。足趾皮肤紫黑，溃流败水，肉色不鲜，味臭痛剧，为脱疽。

（五）望皮肤

1. 色泽　皮肤色泽亦可见五色，五色诊亦适用于皮肤望诊。临床常见而又有特殊意义者，为发赤、发黄。

（1）皮肤发赤：皮肤忽然变红，如染脂涂丹，名曰"丹毒"。可发于全身任何部位，初起鲜红如云片，往往游走不定，甚者遍身，有些会有疼痛、发热，有些不是很明显。发于头面者称"抱头火丹"，发于躯干者称"丹毒"，发于胫踝者称"流火"。丹毒因部位、色泽、原因不同而有多种名称，但诸丹总属心火偏旺，又遇风热恶毒所致，治以清热解毒为主，加以凉血化瘀其效更佳。

（2）皮肤发黄：皮肤、面目、爪甲皆黄，是黄疸病，分阳黄、阴黄两大类。阳黄，黄色鲜明如橘子色，多因脾胃或肝胆湿热所致；阴黄，黄色晦暗如烟熏，多因脾胃为寒湿所困。

2. 形态

（1）皮肤虚浮肿胀，按有压痕，多属水湿泛滥；皮肤干瘪枯燥，多为津液耗伤或精血亏损；皮肤干燥粗糙，状如鳞甲，称为肌肤甲错，多因瘀血阻滞、肌失所养而致。

（2）痘疮：皮肤起疱，形似豆粒，故名。常伴有外感证候，包括天花、水痘等病。

（3）斑疹：斑和疹都是皮肤上的病变，是疾病过程中的一个症状。斑，色红，点大成片，平摊于皮肤下，摸不应手，由于病机不同，而有阳斑与阴斑之别；疹，形如粟粒，色红而高起，摸之碍手，由于病因不同，可分为麻疹、风疹、瘾疹等。

（4）白㾦与水疱：都是高出皮肤的病疹，疱内为水液，白㾦是细小的丘疱疹，而水疱则泛指大小不一的一类疱疹。

（5）痈、疽、疔、疖：为发于皮肤体表部位有形可诊的外科疮疡疾患。痈、疽、疔、疖的区别如下。

疮肿	表现
痈	凡发病局部范围较大，红肿热痛，根盘紧束者为痈
疽	若漫肿无头，根脚平塌，肤色不变，不热少痛者为疽
疔	若范围较小，初起如粟，根脚坚硬较深，麻木或发痒，继则顶白而痛者为疔
疖	起于浅表，形小而圆，红肿热痛不甚，容易化脓，脓溃即愈为疖

第二节　望色知轻重

经常听到广告说某某化妆品能达到白里透红、与众不同的效果，其实对于东方人来说，正常人的面色就是微黄中透红，而且有光泽。但是一旦患病，色泽就会出现异常，称为病色。

面部的望诊是最直接的，也最方便，中医理论中将面部望诊颜色分为青、赤、黄、白、黑五色，每种颜色又主不同病症。这五种颜色的诊病方法，古人又称为五色诊。

望面色要注意识别常色与病色

五色		内容
常色	定义	常色是人在正常生理状态时的面部色泽。常色又有主色与客色之分
	主色	所谓主色，是指人终身不改变的基本肤色、面色。由于民族、禀赋、体质不同，每个人的肤色不完全一致。我国人民属于黄色人种，一般肤色都呈微黄，所以古人以微黄为正色。在此基础上，有些人可有略白、较黑、稍红等差异
	客色	人与自然环境相应，由于生活环境的变化，人的面色、肤色也相应变化，叫作客色。例如，随四时、昼夜、阴晴等天时的变化，面色亦相应改变。再如，由于年龄、饮食、起居、寒暖、情绪等变化，也可引起面色变化，也属于客色
病色	定义	病色是指人体在疾病状态时的面部颜色与光泽，可以认为除上述常色之外，其他一切反常的颜色都属于病色。病色有青、黄、赤、白、黑五种
	青色	青色主寒证、痛证、瘀血证、惊风证、肝病
		中医认为，面部青紫是气血不通、经脉受到阻滞所造成的，多为缺氧的表现。无论何种原因引起的缺氧，如窒息、先天性心脏病、肺源性心脏病、心力衰竭等，都可能出现面色青紫。而当一些疼痛性疾病（如胃部或肠痉挛性疼痛、胆道疾病引起的绞痛）发作时，亦可使面色出现青紫。故青紫面色多见于寒证、疼痛、瘀滞、惊风。当小儿高热时，面部出现青色，以鼻柱、两眉间及口唇四周较易察见，此是惊风的预兆

五色		内容
病色	青色	如面色青黑或苍白淡青，多属阴寒内盛；面色青灰，口唇青紫，多属心血瘀阻，血行不畅；小儿高热，面色青紫，以鼻柱、两眉间及口唇四周明显，是惊风先兆
	黄色	黄色主湿证、虚证
		黄色是脾虚湿蕴的表现。因脾主运化，若脾失健运，水湿不化，或脾虚失运，水谷精微不得化生气血，致使肌肤失于充养，则见黄色
		面色黄有面色萎黄与面色鲜黄之分。对于面色发黄的儿童来说，可以由进食不当引起发黄，也可以由疾病造成发黄。如小孩吃过多的橘子、胡萝卜，鼻旁会发黄，当然停食后就会消退。如果面色萎黄且消化不良，多是脾胃虚弱，营血不能上荣于面部所致；面色发黄而且虚浮，称为黄胖，多属脾虚失运、湿邪内停所致。面黄还多见于黄疸病，黄而鲜明如橘皮色者，属阳黄，为湿热熏蒸所致；黄而晦暗如烟熏者，属阴黄，为寒湿郁阻所致。此外，新生儿出生后2~5天，皮肤可有发黄的现象，1~2周内消退，称为生理性黄疸。如果2周后（早产儿为4周）黄疸仍不消退或是消退后再重新出现黄疸，这就是病理性黄疸，需要治疗
	赤色	赤色主热证
		气血得热则行，热盛而血脉充盈，血色上荣，故面色赤红。所以，赤色多见于热证，但有实热、虚热的不同

五色		内容	
病色	赤色	热证	实热证 满面通红
			虚热证 多在久病后才出现，如肺结核一般午后出现两颧发红，如上了妆一样
		煤气中毒时，面部会泛出樱桃红色。如果赤色见于面颊及腮上，并且两眉之间有深沟，即是心脏有病的表现。如果面色通红，伴有嘴唇干燥甚至抽搐，多见于一些高热性疾病。	
		若在病情危重之时，面红如妆者，多为戴阳证，是精气衰竭、阴不敛阳、虚阳上越所致	
	白色	中医认为，面色苍白属于虚证和寒证	
		白色为气血虚弱不能荣养机体的表现。阳气不足，气血运行无力，或耗气失血，致使气血不充，血脉空虚，均可呈现白色	
		面色苍白可见于各种原因引起的失血、剧烈腹痛、外感寒邪及寄生虫病、血液病、休克等。苍白枯槁、唇淡为血虚。如面色㿠白而虚浮，多为阳气不足；面色淡白而消瘦，多属营血亏损；面色苍白，多属阳气虚脱，或失血过多	
	黑色	黑色主肾虚证、水饮证、寒证、痛证及瘀血证	
		黑为阴寒水盛之色。由于肾阳虚衰，水饮不化，气化不行，阴寒内盛，血失温养，经脉拘急，气血不畅，故面色黧黑	
		面黑而焦干，多为肾精久耗，虚火灼阴；目眶周围色黑，多见于肾虚水泛的水饮证；面色青黑，且剧痛者，多为寒凝瘀阻	

面色识生死

有时候我们会看到一些人的面色很可怕，其实这也标志着他身体疾病的可怕性。

面有三黑：墨黑吉，漆黑吉，炭黑凶，说的意思就是如果面色是漆黑黑的，有光泽的，疾病不是很重，如果呈炭黑就比较危险了，属于死候，离死不远矣。

面有三红：鸡冠红吉，朱砂红吉，大红者死。如果面色像鸡冠一样红，属于实火，可以泻火治疗，很快就能痊愈，而如果呈大红色，属于死候。

面有三黄：漆黄吉，李杏黄吉，柳黄者死。黄色有光泽，像蟹黄一样，属于生候，可以治疗，但是如枳壳黄，无光泽，属于死候。

面有三白：雪白吉，霜白灾孝服，苍白者死。面色雪白属于气血亏虚或者休克，还可以救治，但是如果苍白像枯骨一样白，这属于精血枯竭，属于死候。

第二章　脸上的真相

古人留下望神术，一般望法人不明；
不下苦功去专研，只叹望诊已失传。

我们常常感叹古人望而知之的本事，而并未用心、下苦功夫去专研为什么古人有此"神术"。一张脸，就是一面五脏六腑图，可以了解五脏六腑的情况。早在2 000多年前的《黄帝内经》就有记载："视其外应，以知其内脏，则知所病矣。"通过人体外在表现这个花朵的鲜艳与亮泽，我们就可以知道体内脏腑这个土壤的好坏。通过望诊能了解的东西很多，有望形态的，有望分泌物的，我们这里仅仅讨论望面而知病的知识。

要想知道哪一脏器有病，看一下面部所表示的部位有无异常变化，如有即提示其对应脏器有疾病。

> 《黄帝内经灵枢·本脏》记载：
> "视其外应，以知其内脏，则知所病矣"。

第一节　写在脸上的脏谱

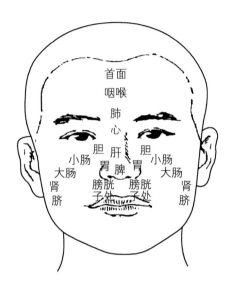

要想学好并从面部了解一个人的五脏盛衰，就要熟记以上在面部的五脏六腑部位，只有知道了部位，才能定位出各个脏器的问题。

部位	脏器
前额	上为首面，下为咽喉
两眉中间	肺
两眼角之间	心
鼻梁中上段	中间属肝，两侧属胆
鼻尖部分	中间属脾，两侧鼻翼属胃
鼻孔外侧和鼻唇沟	泌尿系统和生殖系统

部位	脏器
鼻翼两侧上方	小肠
颧骨高点的下方	大肠
大肠区和耳前之间	肾

面诊流程图

观形态 ——————→ 察面色 ——————→ 看神态

观形态	了解经脉气血的盛衰	
察面色	面色正常	健康
	面色异常	有疾病
看神态	有神	健康 / 预后良好
	失神	预后不良
	假神	大限将至

　　望诊即中医运用视觉对患者全身和局部的神、色、形、态等进行有目的的观察，进而诊断疾病的方法，为四诊之一。在临床上，望诊同闻诊、问诊、切诊相结合，才能全面系统地了解病情，并对疾病作出正确的判断。

第二节　写在脸上的性格

　　早在《黄帝内经灵枢》中古人已经从一个人的脸型、肤色、体型、声音判断其五行所属，将人的性格分为金、木、水、火、土五行。而《黄帝内经》又把这五类人进行了细分，然后汇总为"阴阳二十五人"篇进行了记载。从传统的五行学说出发，每个人都有自己的性格，有的人特别倔，有的人特别蔫，有的人特别火爆，而还有的人我们说蔫坏蔫坏的，其实在脸上都会有表现。不同的人具有各自不同的特征：金者果敢、木者沉稳、水者活泼、火者躁动、土者忠诚。至于如何分辨，最快捷的方法就是从面相上去看每个人。不过练就这样的慧眼可不容易，但是我们可以通过脸型掌握大致的性格特点。

五行人	脸型	脸色	体型	性格
金型人	额宽、四方脸，我们通常说的"国字脸"	多面白	骨骼较大，体格魁梧、肩宽，胸薄，脖子粗	性格刚健，领导能力强，自尊心强，但多有非现实性的洁癖症

五行人	脸型	脸色	体型	性格
木型人	长脸，面部呈直四角形伸长，额头又宽又高，脖子细，富有亲和力	多面青	瘦高，手足灵活，多青筋 中等偏瘦	秉天之风气，风属阳、主动，所以木型人偏阳性，好动、性急，一部分人易生气，还有一部分人不爱说话，但开口说话必到位，想事长远，是太能想的人。本性仁慈，柔和，有进取心，有主观、固执等特点

五行人	脸型	脸色	体型	性格
水型人	下巴宽、额头窄，五官柔和，眼睛大	多面黑	体胖、目深耳大（肾主耳）	秉天之水气，性阴柔，常阳气不足，性格内向，容易否定、反对、反抗，找理由推卸责任，把事情想得相反的时候多。易患抑郁症。本性多智慧，忍耐性强，但有骄傲的倾向。一般这种人，我们猜不透他的想法，有时候爱走极端

五行人	脸型	脸色	体型	性格
火型人	额头窄，下巴和颧骨都呈突出趋势，骨架较轻，手脚小	多面赤	精瘦	秉天之火气，热情、易激动。性格冲动，易发脾气，爱笑，经常被吓到，易有极端的想法。很多"瓜子脸""小尖脸"的人就属于火型人，一般这种人脾气急，点火就着，心比较细，爱较真儿

五行人	脸型	脸色	体型	性格
土型人	面黄，像苹果一样圆的脸，结实的下巴，五官较圆	头大、唇厚、鼻大	个性偏慢，稳定如山	与人处事怎么着都行，和谁基本上都合得来，脾胃一般很好，一旦不好往往会出现消极情绪，本性敦厚，喜欢接触人，有双重性格倾向

第三节　洞晓天庭

我们所说的天庭，即额部。俗话说天庭饱满，是指额头略凸而平滑，无陷、无坑、无破。天庭的变化可反映人体心脑血管疾病，额部宽的人比较沉稳，额部窄的人心比较细，思维跳跃性发展。而在天庭出现竖纹，竖纹很深并且本部位发红的话，多容易发生脑梗死或者脑出血、心肌梗死、心绞痛。为什么呢？因为这样的病人长久把眉毛皱到一起所致，也代表着整个人非常容易紧张，非常敏感，时刻都小心翼翼，多思多虑，血管肌肉不能放松，往往痉挛后多发作这些疾病。宋代毛滂的《惜分飞·泪湿阑干花著露》曰："泪湿阑干花著露，愁到眉峰碧聚。此恨平分取，更无言语，空相觑"，是这些人的真实写照。这类人呢，往往多愁善感、烦躁、多梦、睡眠不好，多患有偏头痛、神经衰弱、心悸等。

印堂发红提示高血压、高脂血症，也预示着这类人脾气多暴躁。结合前边脸谱定好脏腑，不难发现问题所在。

第四节　望眉知肺

在此所说肺系疾病，包括扁桃体、咽喉、气管、双肺的疾病，一般都是患病比较久的人才慢慢形成，而初期患病不容易看出。

如果一个人额头中间比较凹陷，并且颜色晦暗，或者发青，或者有斑，提示此人肺部有疾病，呼吸不畅；如果青春痘在这个地方"筑巢"，证明此人有肺热，或者患过感冒，或者有喉咙疼痛的疾患。

若两眉头发白，多有胸闷、气短，或有咳嗽病。眉头向上部有凸起，也是有肺部疾患。肺功能不好的人，一般大肠排泄功能不好。

第五节 知面就知"心"

根据前面写在脸上的脏谱分析，心脏的反射区域处于两眼角之间的鼻梁处，此处又称山根。山根位于两目内眦之间，手少阴心经"还目系"，手太阳小肠经循行至目内眦，由于心与小肠互为表里，其经气均能上达目内眦间，故山根最能反映心气的存亡。

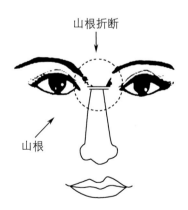

山根折断

山根

如山根明显低陷，反映先天禀赋不足，心脏发育不良；如山根处出现一道或多道横纹，提示心脏出现功能性或器质性的病变，若加上胸闷、胸痛，而且耳垂上面也有很深的竖纹（沟），嘴唇还发紫等症状，就更能推断心脏有严重病变，影响全身供血，直接威胁人体各个器官的正常运作。

另外，心主神志，心脏刚开始出现问题者，初期往往有睡眠障碍，随着病情的加重，睡觉质量的问题也越来越表现得比较突出。心与小肠相表里，心脏不好，一般小肠区也会有或白或暗色出现。

第六节　"脾"病可以看出来

一、鼻子

鼻子有"面诊之王"之称，故而又叫"面王"，中医里有"上诊于鼻，下验于腹"的说法，可见在面部望诊中望鼻的重要性。鼻子位于面部正中，鼻子上边即根部，主心肺，周围有六腑包围，鼻子下部又是望生殖系统好坏的部位。所以，鼻子及四周的皮肤色泽最能反映五脏六腑的疾病。

鼻子是脾胃疾病的"预报员"。《黄帝内经》中记载：脾热病者，鼻先赤。临床上也常见到有些人鼻子上长个红红的青春痘，或者有人老爱鼻出血，其实这就属于脾热，治疗就要用专药来专治脾热，而不是一派寒凉药去泻火。

《伤寒杂病论》中记载：鼻头色青，腹中痛，苦冷者死。鼻头色微黑者，有水气；色黄者，胸上有寒；色白者，亡血也。为什么老祖宗观察人都那么细心呢？只能感叹这些中医实践中的知识真是国宝。大家不妨走在大街上的时候或者观察一下办公室里谁的鼻子颜色是青黑色的，看看她敢吃凉的东西吗？是否一吃凉的就闹肚子，或者肚子疼，或者经常抱着热水袋，都可以一一印证。鼻头色黑的人，一般患有肾病；鼻头色黄的人，多为脾虚或者脾虚湿盛，大便也比较难；而鼻色鲜明，一看上去就感觉肿肿的，是体内有水饮。水饮这个词是中医的专有名词，是水液停积不行的意思，说明脾胃阳虚、失于运化、津液凝滞。通俗一点说就是，这个人的脾胃消化功能不好，水液滞留了，就要用点温脾化饮的中药来调理啦。

二、面黄为何般

我们脸上的气色应当是由红色、黄色两种颜色组成的，如果只剩下一种黄色了，那是病色，一般多为脾胃虚弱或者脾虚湿滞所造成。

一些血脂偏高的人，脸色会偏黄、偏暗，有一些污浊，好像洗脸的时候没有洗干净的感觉，中医叫作黄而暗浊。这也属于脾虚湿滞的范畴，不能限于西医的病名而在治疗与辨证上不知所措。

鼻尖淡黄色是脾气虚，患者不愿意吃饭，稍微吃一点儿东西肚子就胀，不吃不胀，吃完就胀，很可能还会大便失常，也会逐渐消瘦。

如果淡黄色出现在两侧的鼻翼，那是胃气虚。胃气虚的人虽然想吃，但是他吃不下、吃不多，吃进去之后就难受，而且不消化。

如果面部黄而且浊，就是脾湿或者肝胆湿热，均要从脾胃上调理。

三、大眼袋是脾虚

脾胃主运化水谷，脾胃功能直接影响肌肉功能和体内脂肪的代谢，脾胃功能减弱，水湿运化不畅，皮肤和肌肉缺乏营养、松弛无弹性，久之则出现眼睑下垂，形成眼袋。

当眼袋较大时，可能就要谨慎是否脾虚了。提高脾胃功能可以辅助消除眼袋。

取穴时通常采用正坐或仰靠、仰卧姿势，四白穴位于面部，双眼平视时，瞳孔正中央下约2厘米处（或瞳孔直下，当眶下孔处），按压时有酸痛感即是。

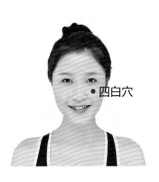
四白穴

四白穴属于足阳明胃经，用示指（食指）轻轻揉压3分钟，可消除脸部浮肿，还能改善皮肤干燥和眼部疲劳。

四白穴又被称为美白穴，许多上了年纪的人脾胃虚弱，在脸上最容易形成黑斑。常按四白穴，不但能消除脸上的斑点，祛除小皱纹，还可以治疗大眼袋和黑眼圈。

第七节　肝胆相照

根据前面写在脸上的脏谱分析，肝的反射区位于鼻梁中上段，此段面积很小，所以我们不能近距离地仔细分辨，但是结合鼻准头青黑说明肝寒，一般患者不但有消化系统疾病，还有妇科或者男科疾病；如果鼻准头青黑并且眼睛有黄浊出现，提示肝胆寒湿；眼睛黄浊还有血丝出现，提示肝胆湿热，多见于脂肪肝或者血脂异常的人。

鼻羽为胆，即鼻梁高处的外侧部位，如果此处白中带点，多考虑有结石；若此部位有红血丝状、青春痘，或早晨起床后嘴里发苦，说明胆有轻微炎症；若有斑，又胁肋胀闷，可能有胆囊炎。若此部位有竖褶子、或笑时有竖褶子，说明此人胆囊有问题。眼下面胆区有一对明显的斑，或有痣、痦子，多患有胆结石。眼袋晦暗亦证明胆不好。这些都要从疏通气机上调理。

第八节　肾虚面可知

根据前面写在脸上的脏谱分析，肾的反射区位于大肠区和耳前之间，颜色白淡则肾虚，白中带点小心为结石。有红疙瘩则多有腰酸或身体其他部位有酸痛，侧脸颊有下凹也为肾虚；耳朵小，肾也多虚。眼角有很深的鱼尾纹，耳旁有竖褶子，也是肾虚的表现。

肾虚分肾阴虚和肾阳虚：肾阴虚的人，由于阴虚火旺，两个颧骨处往往会有潮红；而肾阳虚的人，由于寒气太盛，往往脸色青暗无光。有些人面色黧黑，就是黑中透着黄的那种黑，往往是肾中精气衰竭的征象，这种脸色常见于病危的人。

鼻唇沟部属于生殖区：颜色异常发青，多为内分泌失调，如果此处长痘痘，多为宫腔有炎症或者泌尿系感染。

黑眼圈≈肾虚

有的人长时间两眼眶青黑，这往往是久病伤肾的结果。中医学理论认为，肾主水，其色为黑。肾虚会导致水液代谢障碍，肾气不足日久导致气血运行不畅，目失所养，则出现黑眼圈，多表现在下眼睑。因此，当眼袋黑，并长时间没有消退时，就要警惕是否肾虚了。

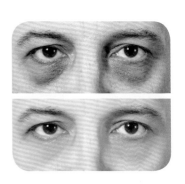

第九节　人体的蓄水池——膀胱

　　根据前面写在脸上的脏谱分析，膀胱的反射区域在鼻下人中两侧的鼻根部位。如果此部位发红，有红血丝、青春痘、生疮等，小心小便赤黄、尿频、尿急等症，容易发生膀胱炎，而膀胱炎一旦发生又往往可引起腰部酸痛，所以看到这个部位的变化，不妨问问是否有这些症状。女性此部位发红还要注意是否有带下疾病及妇科炎症。此部位如果发青或发灰黑，往往是腹中痛的标志，多为胃凉胃寒，肾阳虚所致寒凝血脉，脾胃运化无力。

　　若是鼻根发红，但没有尿频、尿急症状，且整个鼻梁骨发红，多是鼻炎。这种鼻炎多伴有头痛，鼻流黄浊涕，往往是痰浊或湿热壅肺所致。而鼻根发青多是肺气不足或风寒客表、水气内停所致的鼻炎。对于鼻炎患者来说，往往要找到病根是寒是湿浊还是风热所致等，而不是一味地去用抗过敏药物，因为用完抗过敏药物，病根并没有被去除掉，就会出现年年岁岁在抗敏，岁岁年年在吃药的恶性循环。

　　如果人中两侧包括嘴唇周边出现褶皱，往往容易出现咳嗽尿裤子，或者夜尿多，表明脾肾阳虚，气血不足，不能固摄尿液，多见于老年人。

第十节　人中沟的秘密

　　根据前面写在脸上的脏谱分析，生殖系统的反射区域在人中及嘴唇四周部位。若女性嘴唇下面有痣、瘊子，下巴发红，而肾的反射区域比较光洁的话，多为子宫后倾，伴有腰部酸痛。若女性嘴唇四周有痣、瘊子，而肾的反射区域不好；或女性嘴唇四周发青、发乌或发白，肾的反射区域也不好，这两种情况一般都提示此人性冷淡。若女性人中有瘊子，一般是她子宫有疾病。

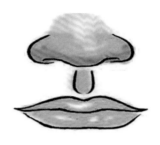

若男性嘴唇四周有痣、瘊子，而肾的反射区域也不好，说明此人生殖系统有问题。若40岁以上的男性上嘴唇比较厚，可能是前列腺增大；若上嘴唇有粉刺，且好了又生者，可能是前列腺炎。男性上嘴唇不平，有沟沟，多有性功能障碍；男性上嘴唇两边发红，也是前列腺炎的征象。

男子人中平浅而且不生胡须者，多主无子。妇人也以人中深长者，善于产育。

第十一节　面部为何"产油"

天天看着油光满面的"油脸"，你不感觉难受吗？那么它提示了我们什么呢？

一块庄稼地，之所以能长出好的庄稼，全靠肥沃的土壤。同样的道理，如果一个人体内的脏器虚弱了，那么营养能够到达脸上，让脸这朵花开得鲜艳灿烂吗？肯定不能。

那么，脸上的油怎么会平白无故地就冒出来了呢？

其实，这和脾胃有关系。说到脾胃，早在东汉时期《伤寒杂病论》中记载：三阳合病，腹满身重，难以转侧，口不仁，面垢……

若自汗出者，白虎汤主之。该经典条文为面部冒油奠定了来源及从脾胃治疗的方向，腹满、身重、口中无味，这些都是消化系统出现了问题。另外，从经络上看，足阳明胃经"起于鼻翼旁，挟鼻上行……向下沿鼻柱外侧，入上齿中……"摸摸自己的鼻子是不是油腻腻的，如果是，就说明消化系统可能不好了。

面部出油，一般多见于脾虚湿滞的情况，有相应的中成药，如理中丸、参苓白术丸、二陈丸、香砂六君丸、香砂养胃丸、香砂平胃丸；如果合并腰酸腰痛的话，可以合用四妙丸等；肝气不疏，可以再加木香顺气丸、开胸顺气丸、舒肝丸或者加味逍遥丸等；如果还有慢性咽炎、喉中有痰的话，最好用中药汤剂来调理。

面部出油，反映的是机体内部出现了问题，靠外在装饰永远都改变不了脾胃虚弱的本质！而把买化妆品的钱用在治根上，其实比什么都重要！

第十二节　盛开在脸上的"面斑"

羞答答的面斑如果在脸面上静悄悄地开，是个令人十分恼火的问题。

其实，面部斑点的形成有很多原因，但基本可以分为晒斑和生理斑两大类。

当日光过度照射的时候，会使面部基底层色素细胞为保护身体肌肤而大量制造出黑色素，激增的黑色素若无法随着正常的代谢排出体外的话，就会待在面部产生沉淀现象，从而形成面部的黑斑。而生理斑（黄褐斑），俗称蝴蝶斑，也称肝斑，则多与内分泌有关，往往与不良情绪有相当大的关系。面斑多的人一般都爱着急、爱生气，所以去找医生调理内分泌不如先调理自己的"脾气"。

新陈代谢缓慢、皮肤干燥、精神压力大、月经不调、妊娠期、服用避孕药或肝功能不好以及慢性肾病，都容易导致面斑的形成。

面部发生斑点之后，要注意均衡饮食，摄入含维生素A、维生素C及无机盐多的食物，还要调整好每一天的心态；另外一点就是注意防晒，也是祛斑最重要的环节，室外工作时要涂抹防晒霜，使用遮阳伞、遮阳帽等。

此外，避免摄入过多的咖啡因，食入适量的肉类等，也会对内分泌的调理起到很好的作用。中医药膳对此也有相当好的效果。

◆陈皮茅根粥：陈皮10g，白茅根20g，小麦30g，适量水，可以吃麦喝汤，或者加大米，熬成粥，具有疏肝理气、安神祛湿的功效。尤其对于爱生闷气、腿沉无力、爱哭、善悲伤，还爱脸上长包包的女性朋友，更宜食用。

◆佛手陈皮粥：佛手30g，陈皮10g，少量大米，熬粥。

◆杏仁百合粥：杏仁15g，荆芥10g，百合20g，少量大米或者放少量紫菜，做成杏仁百合紫菜汤。

◆木瓜百合粥：木瓜100g，百合10g，白芷10g，少量米，熬粥。

◆山药薏米粥：山药30g，薏米30g，陈皮10g，熬粥。对于那些脸上爱出油的人来说，也是不错的药膳。

以上提供的药材基本上都是药食同源的，也可以煲汤进行服用，很是方便。

如果面斑较重，还是应该到医院去就诊，这样就更能结合自身的体质情况进行很好的调理。

第十三节　眼睛不可不知的秘密

我们在熟知了脸上的五脏六腑图谱后，就要知道另外一个了解五脏的"窗口"——眼睛。

眼睛与五脏六腑的关系甚为密切，《黄帝内经》曰："五脏六腑之精气，皆上注于目而为之精。"眼睛能反映五脏六腑的变化，是因为有众多的经脉与之相连。《黄帝内经》中是这样论述

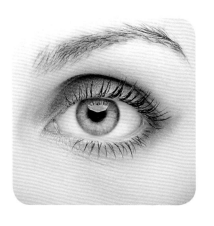

的，"十二经脉，三百六十五络，其血气皆上于面而走空窍，其精阳气上走于目而为睛"（《黄帝内经灵枢·邪气脏腑病形》），"目者，宗脉之所聚也"（《黄帝内经灵枢·口问》）。与眼睛有关系的经络有哪些呢？起于眼部的经络有胃经、膀胱经和胆经；途经眼部的经络有心经、肝经；止于眼部的经络有大肠经、三焦经、小肠经；循行经过眼或眼附近的奇经八脉有任脉、阴跷脉、阳跷脉及阳维脉……总之，十二经脉中有八条经脉，奇经八脉中有四条经脉，都与眼睛有关系。

人的双眼是内部脏腑信息的一张地图，能反映出人体内环境脏腑的功能性病变和器质性病变。这些病变的信息，主要是以眼内的巩膜（俗称白眼珠）、虹膜（俗称黑眼珠）上出现斑块、血丝、浊环

为表象。

大家可以观察一下，还没有七情六欲的小孩，他们的双眸黑白分明，光洁明亮，这就是正常人的眼睛。但是随着身体的变化，眼睛也开始发生变化，如有血丝的地方，反映出内部相应的脏腑存在病变，血丝走到哪儿，病变就发展到哪儿，同样的道理，某个部位出现黄浊或者斑块，也代表着相应的脏器响起了"警钟"，所以通过看对方的眼睛就能摸清对方身体内脏功能的状况。

学习和掌握观眼诊断，首先必须掌握人体内部脏腑在眼球上的分布区域。熟练地掌握人体各脏腑在眼球中分布的位置。

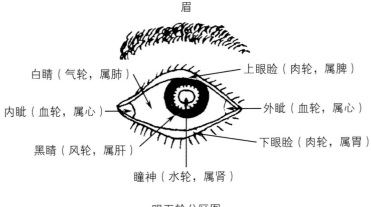

眼五轮分区图

将患者上、下眼睑用手指撑开，让患者上、下、左、右各看一次，这样患者眼中黄浊、斑块以及血丝的分布和位置，就能全部看清楚。当然如果有经验的话，在和患者交谈的时候，基本上就能大致了解疾病的情况了。

脏属	部位	轮名	五行属性
心	内、外眼角的发红部分	血轮	火
肺	巩膜（白眼珠部分）	气轮	金
脾	上、下眼睑	肉轮	土
肝	虹膜（黑眼珠部分）	风轮	木
肾	瞳孔	水轮	水

所以，当我们知道眼睛的某个部位有血丝、有黄浊、有斑点等，我们就能像"导航仪"一样定位身体的哪个脏器有"敌情"，需要去调理、去治疗。

我们的眼睑（即眼皮）是脾所主的，所以如果我们眼睑发红了，是脾有热，如果眼睑不但发红而且糜烂了，还流水，就是脾有湿热。

眼睑里面的白眼珠，是属肺的，眼白红了要清肺热；如果白珠是黄色的，属于湿邪阻滞，宜化湿为主。

内眼角和外眼角，里边都有微细的血管，这些血管可以反映心脏功能状况的好坏，比如心血虚的时候，血管是白色的；但是如果心火旺盛的时候，这些血管就都会扩张，于是我们的内、外眼角就会发红，这个时候就要清心火了。

黑眼珠主肝，所以当肝脏有病变的时候，往往在黑眼珠上出现颜色或者形状的变化，这个时候就要治肝。也就是说，"肝开窍于目"，当整个眼睛有变化时要治肝，黑眼珠的变化更要从肝论治。

最中间的也是最关键的部位是瞳孔，中医说，瞳孔归肾所主，所以一旦瞳孔出现了病症，就要从肾论治了。

眼睛，透视疾病的窗口

曾看到一则小故事，一天，一位女士带儿子去医院检查眼睛，15 分钟的常规检查过后，医生告诉她："你儿子有胃食管反流的问题。"这位女士怎么都不相信，一个眼科医生又是如何判断出食管内的问题呢？虽然有些将信将疑，她还是不敢怠慢，于是又带着儿子做了内科检查。内科检查的结果与眼科的诊断保持了惊人的一致。这个小孩果然有轻微的胃食管反流。

眼睛是透视疾病的窗口，当今从眼论治疾病的研究非常多。对于一个眼科医生来说真是得天独厚呀，如果能在这方面做些课题研究，将会有很大的成果，并造福于人类。治疗眼疾，应该更多地从内脏这个"根"上着手，而非单单局限于点眼药水。就像我们长眼袋了，目前大家都是用化妆品或者去做个"拉皮"使我们恢复到先前的美丽，但是这个部位属"脾"，那么不从脾虚上去调理、去治疗的结果就是眼袋还会像蜗牛一样一步一步往上爬。"医圣"张仲景说："崇饰其末，忽弃其本，华其外，而悴其内"，说的就是这个意思，没有抓住根本。

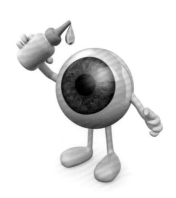

眼睛是疾病的指示灯

　　动脉硬化（尤其是脑动脉硬化）、肾炎、糖尿病、高血压患者的眼底血管都有改变；脑卒中患者的瞳孔会有所变化；耳源性眩晕患者的眼球会震颤；肝炎、肝癌、肝硬化患者视力都有不同程度的下降；癌肿转移的时候，视力会有所改变；癫痫患者抽搐时瞳孔散大；梅尼埃患者眩晕时会有水平性眼球震颤；失眠患者的眼眶会发黑，有一分发黑就有一分脑缺氧，有一分脑缺氧就有一分烦躁；慢性肝内胆汁淤积患者的眼眶下会出现黄瘤；缺铁性贫血患者会有白睛蓝斑……当然有更细致的眼睛分区及疾病诊断，愿意深钻的人可以多看看。

第三章 观舌知五脏兴衰

随着社会的发展，爱美之人往往在自己的脸上涂抹很多化妆品，对于一名"望而知之"的高明医生来说往往仅知望面色是不行的，那么还可以通过哪些外在的表现了解内脏的变化呢？高手就是高手，别忘了那就是舌的望诊，再怎么化妆也不能把舌头涂成五颜六色的吧，舌头还是能够比较客观地反映内脏情况的，另外，舌头的脏腑定位不亚于面部的脏腑定位，也是很简便、很准确的。

第一节 为什么看舌能知内脏

临床上，有时候会让患者吐一下舌头后就直接告诉他是心脏不好还是消化不好等，患者就会感觉很奇怪，以为遇到神医啦，其实不然，很多人去看中医都会遇到这样的情况，要吐一下舌头，那么为什么中医要看舌头呢？

舌诊是观察舌头的色泽、形态的变化来辅助诊断及鉴别的一个简单有效的方法。中医认为"舌为心之苗"，脾之外候，苔由胃气所生。脏腑通过经脉与舌相联系，手少阴之别系舌本，足少阴之脉挟舌本，足厥阴之脉络舌本，足太阴之脉连舌本，散舌下，故人体内脏若有病变，可以非常直观地反映在舌头上，通过观察舌质和舌苔的形态、色泽、润燥等，以此判断疾病的性质、病势的浅深、气血的盛衰、津液的盈亏及脏腑的虚实等。因此，学会看舌，可以帮你更加了解自己的健康状况。

第二节　望舌的临床意义

1. 判断邪正盛衰。如舌质红润，主气血旺盛；舌色淡白，为气血两虚。

2. 区别病邪性质。如热邪可致舌红绛，舌苔黄或灰黑而干燥；寒邪可致舌淡紫，苔白或灰黑而滑腻。

3. 分辨病位浅深。如薄苔主病邪在表；厚苔主病邪入里。舌红则邪尚在气分；舌绛紫则邪已深入营血。

4. 推断病势进退。如苔色由白转黄，苔质由薄转厚，由润转燥，多为病邪由表入里，由轻变重，由寒化热，为病进。反之，则为病邪渐退。

5. 估计病情预后。如舌荣有神，舌面有苔，舌态正常者，为邪气未盛，正气未伤，胃气未败，预后较好；若舌质枯晦，舌苔无根，舌态异常者，为正气亏虚，胃气衰败，病情多凶险。

第三节　观舌方法

舌能直观地反映身体的状况，是一个特别微妙的器官。舌与内脏相联系，可以观察到体内脏腑的运行情况，学会舌诊大家可以自己筛查，发现问题可以及时就医。

观舌时，舌要自然伸出，最好选择在充足的自然光线下进行。

正常人的舌体柔软灵活，颜色淡红，富有生气，舌体表面还铺有一层薄薄的舌苔，呈白色，干湿适度，舌底血管脉络粗细度适中且平滑，长度不超过舌底1/2。各种舌象，反映人体的不同状况。看舌象，还要注意季节，判断时要做调整。

观察舌应该从舌质、舌苔以及舌底的血管脉络等几方面进行。

舌质 → → 舌苔 → → 舌底血管脉络

其中，舌质包括了舌的大小、形状、颜色、厚薄度、软硬度以及表面裂纹情况；舌苔包括了颜色、润泽度、厚薄度以及是否有苔斑；舌底血管脉络主要从长短、粗细进行观察。

伸出舌的时候也要注意，应该缓慢伸出，不宜太快、太紧张，伸出后放在嘴唇边上，尽量放松。注意舌伸出时的形态其实也是对舌态的观察。

第四节　望舌质

舌头上能看出什么"文章"呢？需要从中看什么才能知道脏腑的盛衰呢？其实最主要就是看舌的舌质和舌苔两部分。舌质是指舌的本体，舌苔是指舌面上的苔垢。检查舌质主要是看舌尖和舌两边的颜色，因为上面没有舌苔覆盖，较易看清舌质的本色。正常舌质呈淡红色，不深不浅，生气勃勃。患病时，血液的成分或浓度有所改变，舌的色泽也会有所改变。

舌质，即舌的本体，又称舌体，由舌的肌肉和脉络组成，为脏腑气血之所荣，可诊察脏腑的病变。

一、舌色

淡红舌

【舌象特征】舌色淡红润泽、白中透红。

【临床意义】气血调和，常见于正常人或病轻者。

淡白舌

【舌象特征】舌色较正常人的淡红色浅淡，白色偏多，红色偏少。全无血色者，称为枯白舌。

【临床意义】淡白舌主气血两亏或阳虚；枯白舌主脱血夺气。当阳气不足时，生化阴血的功能就会减弱，血液运行则无力，致使血液不能充分营运于舌中，故舌色浅淡而白，提示气血双亏，可见于贫血。此外，淡白舌还常见于营养不良、慢性肾炎、内分泌腺功能不足等疾病。

淡白湿润，舌体胖嫩——阳虚水泛。

淡白光莹，舌体瘦薄——气血两虚。

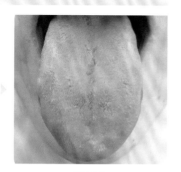

淡红舌

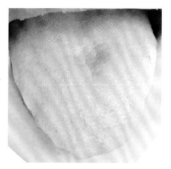

淡白舌

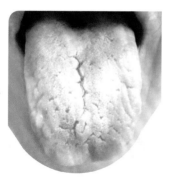

枯白舌

红舌

【舌象特征】舌色较正常人红，甚至呈鲜红色。

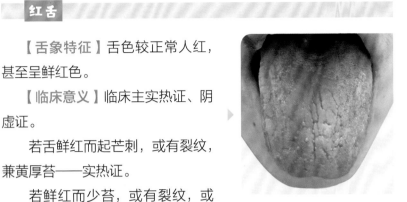

【临床意义】临床主实热证、阴虚证。

若舌鲜红而起芒刺，或有裂纹，兼黄厚苔——实热证。

若鲜红而少苔，或有裂纹，或光红无苔——虚热证。

常见于高热症或化脓性感染。如高热不退，舌质由红转绛，患者神态不安，要预防败血症。

绛舌

【舌象特征】较红舌更深的红色，或略带暗红色。

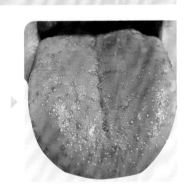

【临床意义】主里热亢盛、阴虚火旺。

舌绛干燥，有芒刺、裂纹——里热炽盛。

舌绛少苔或无苔——阴虚火旺。

紫舌

【舌象特征】全舌呈紫色，或局部现青紫斑点，由于血液瘀滞之故。

【临床意义】主血行不畅。

舌绛紫，干燥少津——热毒炽盛，气血壅滞。

舌淡紫，湿润或青紫——阴寒内盛，寒凝血瘀。

全舌青紫而暗或有瘀点、瘀斑——血瘀证。

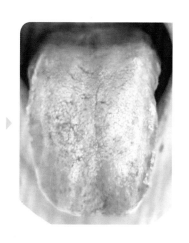

严重缺氧或血液循环障碍，可出现青紫舌。青紫舌常见于慢性支气管炎、肺部疾病、充血性心力衰竭、肝硬化等疾病。中医认为，青紫主要与血瘀有关，可以用活血化瘀的方法进行治疗。当瘀血化去后，舌质颜色即可恢复正常。

二、舌形

舌形是指舌质的形状，包括老嫩、点刺、裂纹等方面的特征。

舌形	淡白	红绛
瘦薄	气血两虚	阴虚火旺
胖大	阳虚水泛	脾胃湿热、痰热内蕴
齿痕	阳虚水泛	脾虚或气虚（淡红）
裂纹	血虚不润、脾虚湿侵	热盛伤津
点刺	——	热盛伤津
红星	——	热毒内蕴（严重）

老、嫩舌

【舌象特征】舌质纹理粗糙，坚敛苍老，色较暗，为老舌。舌质纹理细腻，浮胖娇嫩，舌色浅淡者，为嫩舌。老、嫩舌是舌色与舌形的综合体现。

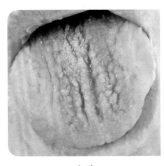
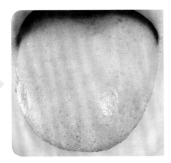

老舌　　　　　　　　　　　　　　嫩舌

【临床意义】老舌属实证，嫩舌属虚证，是辨别虚实的主要指标之一。

胖、瘦舌

【舌象特征】舌体比正常舌大而厚，伸舌满口，为胖大舌。舌体肿大满嘴，甚至不能闭口，为肿胀舌。舌体比正常舌瘦小而薄，为瘦薄舌。

【临床意义】胖大舌主水湿内停、痰湿热毒上泛。瘦薄舌主气血两虚、阴虚火旺。

舌淡白胖嫩，舌苔水滑——脾肾阳虚，津液不化，积水停饮。

舌淡红或红而胖大，伴黄腻苔——湿热痰饮上溢。

肿胀舌成因有二：一是心脾有热，舌多鲜红而肿胀，甚者伴有疼痛；一是素善饮酒，又病温热，多见舌紫而肿胀。

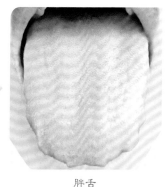

胖舌

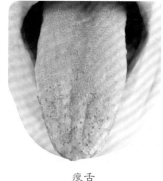

瘦舌

舌瘦薄而色淡——气血两虚。

舌瘦薄而色红绛干燥——阴虚火旺，津液耗伤。

点刺舌

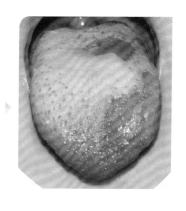

【舌象特征】点，突出于舌面的红色或紫红色星点。大者为星，称红星舌；小者为点，称红点舌。刺，是指舌乳头突起如刺，摸之棘手的红色或黄黑色点刺，称为芒刺舌。点刺多见于舌尖部。

【临床意义】脏腑热极，血分热盛之故。

据芒刺出现的部位，还可分辨热在何脏，如舌尖芒刺为心火亢盛，舌中芒刺为胃肠热盛。

裂纹舌

【舌象特征】舌面上有多少不等、深浅不一、各种形态明显的裂沟，称裂纹舌。

【临床意义】主热盛、伤阴、血虚不润、脾虚湿侵。

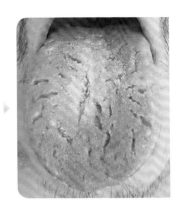

红绛舌而有裂纹——热盛伤津，或阴虚液涸。

淡白舌而有裂纹——血虚不润。

若舌淡白胖嫩，边有齿痕而又有裂纹——脾虚湿侵。

齿痕舌

【舌象特征】舌体边缘见牙齿的痕迹，称为齿痕舌或称齿印舌。常与胖大舌同见。这种舌是由于体内营养不良，尤其缺乏蛋白质，引起舌的水肿。舌组织的反应较一般器官灵敏，所以可能此时身体其他部位并无水肿表现。

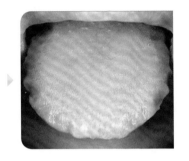

【临床意义】主脾虚，水湿内盛。

舌淡白湿润而有齿痕——寒湿壅盛。

舌淡红而有齿痕——脾虚或气虚。

舌红而肿胀满口，舌有齿痕——湿热痰浊壅滞。

三、舌态

舌态指舌的动态。正常：伸缩自如，运动灵活，提示脏腑功能旺盛，气血充足，经脉调匀。

痿软舌

【舌象特征】舌体软弱，无力，不能随意伸缩回旋。

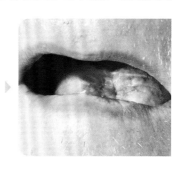

【临床意义】痿软舌多因气血亏虚，阴液亏损，舌肌筋脉失养而废弛，致使舌体痿软。故多见于伤阴或气血俱虚。

舌痿软而淡白无华者，多属于气血俱虚，因慢性久病，气血虚衰，舌体失养所致。

舌痿软而红绛少苔或无苔者，多见于外感病后期，热极伤阴，或内伤杂病，阴虚火旺所致。

舌红干而渐痿者，乃肝肾阴亏，舌肌筋脉失养所致。

强硬舌

【舌象特征】舌失柔和，屈伸不利，板硬强直。

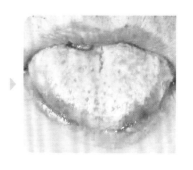

【临床意义】热入心包，高热伤津，痰浊内阻。

多因外感热入心包，扰乱心神；或高热伤津，筋脉失养；风痰阻舌之络脉。舌强硬，伴舌胖大苔腻，为风痰阻络。舌强，语言謇涩，伴肢体麻木、眩晕者，多为中风先兆，也常见于乙型脑炎高热昏迷、肝昏迷、脑血管意外、脑震荡、脑挫伤等症。

歪斜舌

【舌象特征】舌体偏于一侧，称"歪斜舌"。

【临床意义】主中风或中风先兆、喑痱。

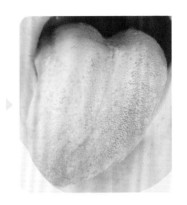

多因肝风内动，夹痰或夹瘀，痰瘀阻滞一侧经络，致气血不畅，受阻侧舌肌弛缓，收缩无力，而健侧舌肌如常，故伸舌时向健侧偏斜。常见于脑血管意外、舌下神经损伤、面神经麻痹等症。

颤动舌

【舌象特征】舌体震颤抖动，不能自主，称为"颤动舌"。轻者仅伸舌时颤动；重者不伸舌时亦抖颤难宁。

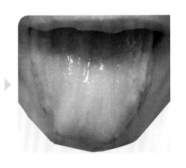

【临床意义】肝风内动。可因热盛、阳亢、阴亏、血虚等所致。凡气血亏虚，使筋脉失于濡养而无力平稳伸展舌体；或因热极阴亏而动风、肝阳化风等，皆可出现舌颤动。常见于体质虚弱、甲状腺功能亢进、衰老、神经官能症等。

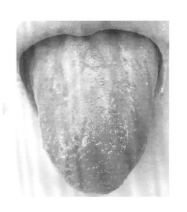

【舌象特征】舌伸出口外不即回缩者为"吐舌";舌反复吐而即回,或舌舐口唇四周,调动不停,称作"弄舌"。

【临床意义】一般都属心脾有热。

吐舌可见于疫毒攻心,或正气已绝;弄舌多见于热甚动风先兆。吐弄舌亦可见于小儿智力发育不全。

短缩舌

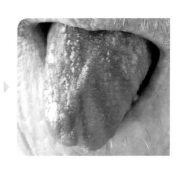

【舌象特征】舌体卷短、紧缩、不能伸长,称为"短缩舌"。

【临床意义】无论因虚因实,皆属危重证候。

舌多淡白或青紫而湿润——寒凝筋脉,舌脉挛缩。

舌胖而苔黏腻——脾虚不运,痰浊内阻。

舌红绛而干燥——热盛伤津动风,筋脉挛急所致。

舌淡白胖嫩——气血俱虚,舌失充养。

此外,先天性舌系带过短,亦可显现出舌短缩,但无辨证意义,应与短缩舌鉴别。短缩舌常见于急性心肌梗死的休克期、肝性脑病、乙型脑炎深昏迷等症。

第五节 舌上"苔花"——舌苔

我们都喜欢看花的美丽而从不想知道是因为土壤的肥沃，对于人体来说舌苔的表现也是内在脏腑这块土壤好坏的表现，当人体发生疾病的时候，往往从舌苔可以窥见脏器的盛衰。章虚谷曰："舌苔由胃中生气以现，而胃气由心脾发生，故无病之人，常有薄苔，是胃中之生气，如地上之微草也，若不毛之地，则土无生气矣"。吴坤安说："舌之有苔，犹地之有苔。地之苔，湿气上泛而生；舌之苔，胃蒸脾湿上潮而生，故曰苔。"

现代医学认为，舌苔的形成，主要为丝状乳头的分化。丝状乳头的末梢分化成角化树，在角化树分枝的空隙中，常填有脱落的角化上皮、唾液、细菌、食物碎屑及渗出的白细胞等，组成正常的舌苔。正常的舌苔为薄白一层，白苔嫩而不厚，干湿适中，不滑不燥。观察舌苔主要看苔的颜色、厚薄及润燥。

一、苔色

苔色有白苔、黄苔、灰苔、黑苔等区别。

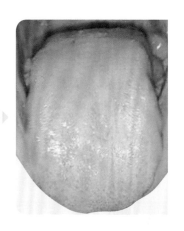

1. 白苔　是临床上最常见的，其他颜色的苔可以认为是在白苔基础上转化而形成的。白苔一般属肺，主表证、寒证，但临床上也有里证、热证而见白苔者。如薄白而润为风寒；薄白而燥为风热；寒湿之里证可见白而厚腻之苔。

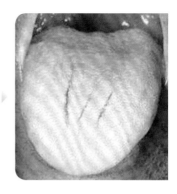

2. **黄苔** 有淡黄、嫩黄、深黄、焦黄等不同。一般来说，黄苔的颜色越深，则热邪越重。淡黄为微热；嫩黄热较重；深黄热更重；焦黄则为热结；黄而干为热伤津；黄而腻则为湿热。

3. **灰黑苔** 多主热证，亦有寒湿证或虚寒证。舌苔灰黑而干，为热盛伤津；舌苔灰黑而湿润，多属阳虚寒盛。灰黑苔多见于疾病比较严重的阶段。

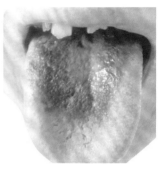

二、苔质

苔质指舌苔的质地、形态。主要观察舌苔的厚薄、润燥、腻腐、剥落、真假等方面的改变。

1. **厚薄** 有薄苔、厚苔、少苔、无苔之分。

薄苔多为疾病初起，病邪在表，病情较轻。厚苔多示病邪较盛，并已传里；或有胃肠积滞；或有痰湿。苔愈厚表示邪愈盛，病情愈重。但舌苔的形成，反映了胃气的有无，舌苔虽厚，说明胃气尚存的一面，而少苔常表示机体正气不足，无苔则是胃气大虚，缺乏生发之机。

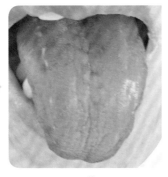

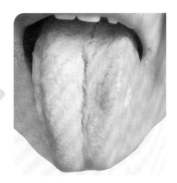

无苔   腻苔

2. 润燥　反映体内津液的情况。正常舌苔不干不湿，无苔干燥为体内津液已耗，外感病多为燥热伤津，内伤病多为阴虚津液不足；舌苔湿润表明津液未伤，而苔面水分过多，伸舌欲下滴，称为滑苔，则示体内有湿停留。

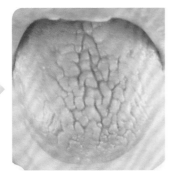

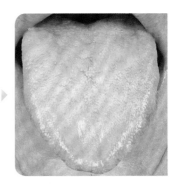

无苔干燥   水滑

3. 腻、腐苔

腻苔：苔质致密，颗粒细小，融合成片，如涂有油腻之状，中间厚、周边薄，紧贴舌面，揩之不去，刮之不脱，多属痰湿内盛。

腐苔：苔质疏松，颗粒粗大，形如豆腐渣堆积舌面，易于擦去，多为实热蒸化胃中食浊，为胃中宿食化腐的表现。若舌面上黏厚一层，有如疮脓，则称脓腐苔。

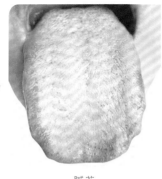

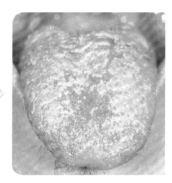

腻苔　　　　　　　　　　　　腐苔

4. 剥（落）苔　舌苔全部退去，以致舌面光洁如镜，称为"光剥舌"，又称镜面舌。舌质红绛而剥苔，为胃阴枯涸；舌质红而剥苔，多为阴虚；舌质淡而剥苔，为气血两虚或血虚。

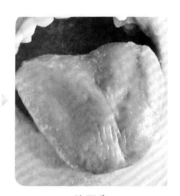
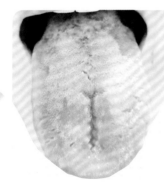

镜面舌　　　　　　　　　　　类剥苔

若舌苔多处剥脱，舌面仅斑驳残存少量舌苔者，称为"花剥苔"，还有中剥苔、前剥苔、根剥苔、鸡心苔，多属胃的气阴不足，若兼有腻苔则表示痰湿未化而正气已伤。

若不规则地大片脱落，边缘突起，界限清楚，形似地图，部位时有转移者，又称"地图舌"。

若剥脱处并不光滑，似有新生苔质颗粒，称为"类剥苔"。

5. 真、假苔　判断舌苔真假，以有根、无根为标准。

凡舌苔紧贴于舌面，刮之难去，刮后仍留有痕迹，不露舌质，像从舌体长出来的，称为"有根苔"，此属真苔。

若舌苔不紧贴舌面，不像舌所自生，而似涂于舌面，苔易刮脱，刮后无垢而舌质光洁者，称为"无根苔"，即是假苔。

真假苔可判断疾病的轻重与预后，若在病的初、中期，舌见真苔且厚，说明胃气壅实，只不过是病情较重。病久但还能见到真苔存在，说明胃气尚存。

第六节　舌头上的内脏世界

舌与人体内脏有什么关系呢？中医认为，舌尖代表心肺，舌中代表脾胃，舌根代表肾，舌两侧代表肝胆，如下图。

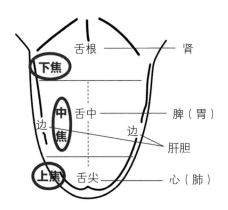

不过这种粗略的分法并不能让你定位更加明确，通过临床的摸索，我把舌诊定位更加明晰化，以三焦、脏腑为准则，进行分类定位，一般望了舌头就要知道患者身体的哪一部位有问题，再加上通过舌质、舌苔的判断，就可以开药方。可以做到：不用病家开口，便知疾病有没有的效果。

舌与人体及内脏的对应关系

分类	部位	代表人体部位
上焦 （舌前 1/3）	舌尖中部	咽喉、心、脑
	舌尖左部位	左头、左耳、左肩、左肺、左乳房
	舌尖右部位	右头、右耳、右肩、右肺、右乳房
中焦 （舌中 1/3）	舌中	脾胃
	舌边左部位	左腹部、肝胆
	舌边右部位	右腹部、肝胆
下焦 （舌后 1/3）	舌根中部	膀胱、子宫、前列腺
	舌根左部位	左肾、左输卵管、左盆腔
	舌根右部位	右肾、右输卵管、右盆腔

以舌中为中线，分为左边舌，代表左半身；右边舌，代表右半身

第七节　一目了然舌诊图表

望舌顺序：舌质→→舌苔→→舌底血管脉络。

一、望舌质

内容	分类		定义及辨别	主证	
望舌质	神	有神	荣润红活，有生气，有光泽	善候	
		无神	枯晦死板，无生气，失光泽	恶候	
	色	淡白舌	舌色浅淡，白色偏多，红色偏少，甚至全无血色	虚证	气血两虚（淡白光莹，舌体瘦薄）
					阳虚寒湿（淡白湿润，舌体胖嫩）
		淡红舌	舌色淡红，白里透红，明润光泽	正常舌象，气血调和	
		红舌	舌色鲜红，较常色红	热证	实热（鲜红起芒刺，兼有黄厚苔）
					虚热（鲜红少苔或无苔，或有裂纹）
		绛舌	舌色深红，较红舌红	热证血瘀	外感热病：热入营血（舌绛有苔或有红点、芒刺）

内容	分类	定义及辨别		主证
望舌质	色	绛舌	舌色深红，较红舌红	热证血瘀	内伤杂病：阴虚火旺（舌绛少苔或无苔，或有裂纹）
					内伤杂病：血瘀（舌绛少苔而津润）
		紫舌	舌色浅红而带蓝，或淡红而带青；紫舌分淡紫、绛紫和青紫（紫为红、蓝合成的颜色）	寒证	寒凝血瘀（淡紫或青紫湿润）
				热证	热盛伤津（绛紫而干枯少津）
		青舌	舌色如皮肤上暴露之"青筋"，缺少红色，如水牛之舌（青为淡蓝之色）	阴寒证	寒凝阳郁（全舌发青）
				瘀血证	瘀血内阻（舌边发青）
	形	老嫩	老舌	舌质纹理粗糙，形色坚敛苍老	实证
			嫩舌	舌质纹理细腻，形色浮胖娇嫩	虚证

内容	分类	定义及辨别		主证
望舌质	形			
	胖瘦	胖大舌	舌体大于正常，伸舌满口，多伴齿痕	水湿痰阻
				脾肾阳虚，水湿内停（淡白胖嫩苔水滑）
				脾胃湿热，痰热内蕴（舌红胖大苔黄腻）
		瘦薄舌	舌体瘦小而薄	气阴不足
				气血两虚（瘦薄而色淡）
				阴虚火旺（瘦薄而色红绛且干燥）
	点刺	红点/星舌	点是突起于舌面的红色、白色或黑色星点。大为星，红星舌；小为点，红点舌	脏腑热极；血分热盛
				（红点）温毒入血，热毒乘心，湿热蕴结血分
				（白点）脾胃气虚，热毒攻冲，糜烂之兆
				（黑点）血中热盛，气血壅滞
		芒刺舌	刺是突起于舌面的软刺及颗粒，高起如刺，摸之棘手		（舌尖）心火亢盛；（舌边）肝胆火旺；（舌中）胃肠热盛

内容	分类		定义及辨别		主证
望舌质	形	裂纹	裂纹舌	舌面上出现各种形状的裂纹、裂沟(裂沟中有舌苔覆盖者为先天性裂纹舌)	阴血亏损	血虚：血虚不润（淡白舌有裂纹） 阴虚：热盛伤阴（红绛舌有裂纹） 脾虚：脾虚湿侵（淡白胖嫩齿痕舌有裂纹）
		齿痕	齿痕舌	舌体边缘有牙齿的痕迹，常与胖大舌同见	脾虚湿盛，脾肾阳虚，久病多兼血瘀	脾虚或气虚（淡红＋齿痕） 寒湿壅盛，阳虚水停（淡白胖大而润＋齿痕）
		光莹	光莹舌	舌面光洁如镜，光滑无苔，又称"光滑舌""镜面舌"	胃阴枯竭	脾胃损伤，气血亏极（淡白而光莹） 水涸火炎，胃肾阴枯（红绛而光莹）
	态	软	痿软舌	舌体软弱无力，不能随意伸缩回旋	久病：虚损；暴病：热灼	气血俱虚（久病舌淡而痿） 阴亏已极（久病舌绛而痿） 热灼津伤（新病舌干红而痿）

内容	分类	定义及辨别		主证
望舌质	态	硬	强硬舌	舌体板硬强直，失其柔和而运动不灵	外感：热邪；内伤：风痰	热入心包，舌无主宰；高热伤津，筋脉失养（舌红绛少津）
						风痰阻络，舌脉失养（舌胖苔厚腻）
						中风或中风先兆（舌淡红或青紫，舌强语言謇涩）
		歪	歪斜舌	伸舌时舌体偏向一侧，或左或右	肝风夹痰；痰瘀阻络	肝风发痉（舌紫红势急者）
						中风偏枯（舌淡红势缓者）
		颤	颤动舌	舌体震颤抖动，不能自主	虚损动风	血虚生风（舌质淡白而颤）
						阴虚动风（舌红少苔而颤）
						热极生风（舌质红绛而颤）
		缩	短缩舌	舌体紧缩不能伸长	危重证候	寒凝筋脉，舌脉挛缩（舌淡白或青紫而湿润）
						热盛伤津，舌脉挛急（舌红绛干燥而短缩）

内容	分类	定义及辨别		主证
望舌质	态	缩	短缩舌	舌体紧缩不能伸长	危重证候	痰浊内阻，经气阻滞（舌胖苔滑腻而短缩）
					气血亏极，舌失充养（舌淡白胖嫩而短缩）
		吐	吐弄舌	吐舌：舌伸出口外，不立即回缩	心脾有热	疫毒攻心或正气已绝（吐舌）
				弄舌：舌反复吐而即回，或舌舔口唇四周，转动不宁		中风先兆或小儿智力发育不全（弄舌）
		纵	弛纵舌	舌体伸长于口外，回缩困难，流涎不止	实热、气虚	实热内踞，痰火扰心（舌色深红，舌体肿满，坚敛干燥）
						气虚之证（舌体舒宽，麻木不仁）

二、望舌苔

内容	分类	定义及辨别		主证
望舌苔	苔质	薄厚	薄苔	苔质的薄厚,以"见底"和"不见底"为标准	病邪的盛衰,病势的进退	外感表证,内伤轻证;正常舌苔
			厚苔	透过舌苔能隐隐看到舌质者为薄苔;"不见底"者为厚苔		痰湿食积,病邪入里
		润燥	润苔	舌苔润泽有津,干湿适中,不滑不燥	津液的盈亏,邪气的进退	正常舌苔;津液未伤
			滑苔	舌面水分过多,伸舌欲滴,扪之湿滑		阳虚而痰饮水湿内停
			燥苔	舌苔水分特少,望之干枯,扪之无津,甚则舌苔干裂		热盛伤津、燥气伤肺;阴液亏耗;阳虚气不化津
			糙苔	舌苔干结粗糙,津液全无,扪之糙手,甚则颗粒粗糙如砂石		热盛伤津之重证

内容	分类		定义及辨别		主证
望舌苔	苔质	腻腐	腻苔	苔质致密，颗粒细腻，中厚边薄，如涂有油腻状黏液，揩之不去	湿浊内蕴阳气被遏	脾虚湿困，阻滞气机，食积（舌苔薄腻，或腻而不板滞）
						痰热湿热，暑温湿温，食滞（苔黄厚腻）
						脾胃湿热，气聚上泛（苔白厚腻，口中发甜）
						痰浊寒湿，内阻气机(苔白滑腻)
		腐苔	苔质疏松，颗粒粗大，边中皆厚，如豆腐渣堆积舌面，揩之易去（脓腐苔：舌上黏厚一层，有如疮脓）	阳热有余蒸腾食浊	食积胃肠，痰浊内蕴(腐苔)
						内痈（肺痈:白腐苔；胃痈:黄腐苔；肝痈:灰紫腐苔）

内容	分类		定义及辨别	主证
望舌苔	苔质	剥落 · 剥苔	舌苔全部或部分脱落，脱落处光滑无苔，可见舌质	阴虚（舌红苔剥或地图舌）
			根据舌苔剥脱的部位，分为前剥苔、中剥苔、后剥苔	胃气阴虚气血两虚判断预后 血虚或气血两虚（舌淡苔剥或类剥苔）
			根据舌苔剥脱的范围，分为花剥苔、镜面舌、地图舌及类剥苔	正气已伤，痰浊未化（花剥而兼腻苔）
		偏全 · 全苔	舌苔遍布舌面	邪气散漫，痰湿中阻
		偏全 · 偏苔	舌苔仅布于舌面之某部位	舌所候脏腑有邪气停聚 邪入未深，胃气先伤（舌苔偏于舌尖部） 外邪虽退，胃滞依然（舌苔偏于舌根部） 素有痰饮，胃肠积滞（舌苔仅见于舌中） 肝胆湿热，半表半里（舌苔偏左或偏右）

内容	分类		定义及辨别	主证
望舌苔	苔质	真假	真苔 舌苔的真假，以有根、无根为标准	判断疾病的轻重与预后 新病真苔，为胃气壅实，病较深重；久病真苔，为胃气尚存
			假苔 苔紧贴舌面，刮之难去为真苔；苔不着实，刮之即去为假苔	新病假苔，为邪浊渐聚，病情尚轻；久病假苔，为胃气匮乏
	苔色	白苔	薄白苔 苔白而薄，透过舌苔可以看到舌体	正常舌象表证寒证湿证热证 （薄白润苔）正常舌象；表证初起；里证病轻；阳虚内寒 （薄白滑苔）外感寒湿；脾肾阳虚，水湿内停 （薄白干苔）外感风热
			厚白苔 苔白而厚，透过舌苔不能看到舌体	（苔白厚腻）湿浊、痰饮、食积 （苔白厚干）热盛伤津 （苔白如积粉——积粉苔）瘟疫或内痈，为湿浊与热毒相结

内容	分类	定义及辨别		主证	
望舌苔	苔色	黄苔	按颜色分	淡/微黄苔、深/正黄苔、焦/老黄苔	里证热证	淡黄热轻，深黄热重，焦黄热结
			按苔质分	薄黄苔：苔黄而质薄		热势轻浅，风热表证或风寒入里化热
				黄滑苔：苔淡黄而润滑多津		阳虚寒湿之体，痰饮聚久化热；气血亏虚，复感湿热
				黄腻苔：苔黄而质腻		湿热或痰热内蕴，或食积化腐
		灰黑苔	润燥辨寒热	苔灰黑而燥裂	里热炽盛	（里热证）热极津枯
				苔灰黑而滑润	阴寒内盛	（寒湿证）阳衰寒盛，痰饮内停

第八节　舌底络脉的秘密

舌的下面有两条静脉，即舌底血管脉络，正常人的舌下静脉颜色暗红，脉络无怒张、紧束、弯曲、增生，排列有序，绝大多数

为单支，极少有双支出现。但如果这两条静脉的颜色侵深，发黑
或者发紫，那就说明你的心血管有问题了，你患心脏病的概率就
很大。

望舌下络脉主要观察其长度、形态、色泽、粗细、舌下小血络
等变化。

望舌下络脉的方法是：让患者张口，将舌体向上腭方向翘起，
舌尖轻抵上腭，勿用力太过，使舌体自然放松，舌下络脉充分显露。
首先观察舌系带两侧大络脉的长短、粗细、颜色，有无怒张、弯曲
等异常改变，然后观察周围细小络脉的颜色、形态有无异常。

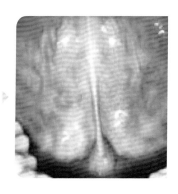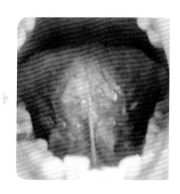

舌下络脉异常及其临床意义如下。

1. 舌下络脉短而细，周围小络脉不明显，舌色偏淡者，多属
气血不足，脉络不充。

2. 舌下络脉粗胀，或呈青紫、绛、绛紫、紫黑色，或舌下细
小络脉呈暗红色或紫色网络，或舌下络脉曲张如紫色珠子状大小不
等的结节等改变，皆为血瘀的征象。其形成原因可有气滞、寒凝、
热郁、痰湿、气虚、阳虚等，需结合其他症状综合分析。

第九节　望舌诀窍

我们知道了舌的各脏腑定位，也知道了舌诊的寒热虚实，但是怎么结合到一起呢？我举个例子，加以验证，希望通过此例，大家能够举一反三。

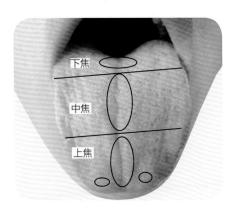

分析如下。

1. 上焦　舌尖中部略有凹陷，首先舌尖中部代表的是咽喉、心脏，说明有慢性咽炎，心脏不是很好；再看舌的左侧即舌尖左部，稍有隆起，说明左肩、左肺、左侧乳房有问题；再结合舌的颜色是属于热还是属于瘀造成的，就可以处方开药了。

2. 中焦　舌中部有凹陷，此处是脾胃，说明脾胃虚弱，运化无力，经常胃胀，纳谷不消；再审查舌中的两侧，两侧有齿痕，说明脾虚湿盛或者脾肾阳虚，如果久病患者还应考虑到兼有血瘀，这是我要提醒并需要注意的，有些人问：怎么会有血瘀呢？胖大齿痕舌，且伴有青紫、暗红或红绛，这些说明齿痕舌患者多有瘀血的病机存在，用药单单考虑健脾补气化湿往往效果不是很好，这需要在临床上注意。

　　说到胃病，我就多说点，当然各家治疗胃病的方法迥异，若患者舌淡而苔腻，是脾虚湿阻，不可纯粹补脾，应健脾化湿同施或先化湿后补虚。临床上只要苔腻，都可用藿香、佩兰芳香化湿。如为胃中嘈杂、烧灼、口干，舌红苔黄，常用石膏、知母、玄参等甘寒清热生津；若口不甚干而苦，舌红苔黄而腻，则须用黄连、黄芩、山栀苦寒清热燥湿；若患者舌红花剥苔或无苔（镜面舌），是阴津内伤，常用乌梅、甘草等酸甘化阴或用益胃汤生津养阴，泛酸水者不宜用乌梅。又如胃痛患者，若见舌色暗，或瘀点、瘀斑，即用香附、郁金理气活血；以气痛为主者，用延胡索、金铃子；以瘀痛为主者，则加炒五灵脂、制乳香、制没药、九香虫等。

　　3. 下焦　舌根部有裂痕，舌根代表膀胱、子宫、前列腺、肾、盆腔等，说明此部位有问题，结合男女同志的情况进行下一步的诊断。如果一个人的舌根发白，就是肾阳不足，这样的人容易手脚发冷。

第四章　嘴唇上的秘密

说到嘴唇，就不能不让人想起"口红"，如果不在唇上点缀，从你纯天然的嘴唇上能否知道你的气血秘密呢？嘴唇犹如早上闪出的第一道霞光，是身体健康状况的一扇窗口，它会把身体情况第一时间表现出来。虽然嘴唇并不能让你定位，定出哪个脏器有问题，但是对于指导临床用药是非常有用的。

那么，健康的嘴唇又是怎样的呢？其实就是淡红色，圆润而饱满，不干燥，无溃疡、无开裂、无疱疹。

1. 嘴唇偏红　提示：火旺，而且颜色越向着深红发展，代表体内的火就越大。

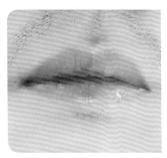

2. 黑紫唇　提示：身体里有比较明显的气滞血瘀的情况存在，多见于冠心病、肾病、肺心病患者，一般正常速度流动着的血液是不会呈现出这种颜色的唇的。

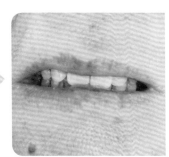

3. 淡白唇 提示：气血亏虚。中医认为，血液是人体生命活动的重要物质基础，当生成或者消耗太过的时候，就不能有足够的血液充盈到嘴唇上。

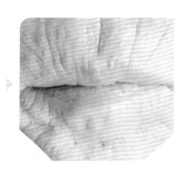

4. 嘴唇周围的皮肤泛起一圈黑色 提示：湿邪存在于体内，同时肾和脾胃开始有不足的亏虚现象出现了。

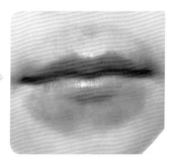

5. 双侧或单侧口角开裂 提示：胃火旺盛，在多喝水的情况下如果还不能解决，就要用点滋阴药了。

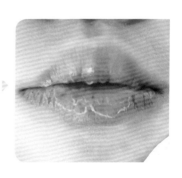

第五章　望发知病

李白的《秋浦歌》中有一句：白发三千丈，缘愁似个长。大诗人很形象地把因内心的忧愁所造成的白发疾病进行了夸张的描述。当然并不是所有的忧愁都会造成白发三千丈的。现在白发现象已经不仅仅是年龄的象征了，而是越来越普遍，无论男女老少，都出现了不同程度的白发现象。这种现象给一些人群带来了许多烦恼。

究竟是什么原因造成这种结果的呢？今天我就从中医理论上给大家分析一下白发现象。

中医讲，肾藏精，其华在发，肝藏血，发为血之余，精血不足，黑发不生。意思是说毛发的营养虽然来源于血，其生机根源在于肾。体内肾气的盛衰在外部的表现能从头发上显露出来。头发随着人的一生，从童年、少年、青年、壮年到老年的演变，均与肾气的盛衰有直接、密切的关系。

白发最主要相关联的脏器

首先说肾。肾对毛发的生理作用主要有三种形式。第一，肾藏精生血液，营养毛发；第二，肾藏精生元气，激发促使毛发生长；第三，肾精通过督脉和精气作用而充养毛发。人体肾精充足，头发则发育正常，表现为浓密、光亮、柔润；反之则稀少、枯萎、不泽。故中医美发第一法即为补肾。

其次说肝。肝藏血，意思是说血液的正常运行，以及贮藏、调节，与肝密切相关。只有肝功能正常，全身各脏器及毛发才能得到血液的滋养。另外，肝主疏泄，当肝失疏泄，气机郁结时，可导致气血运行不畅，毛发营养供应受阻。

血对毛发起营养作用。血营养全身组织和器官，同样也对肌肤、毛发起营养作用。血的运行，必然需要在气的推动下，上注于肺，行于经脉之中，均匀地分布于全身。"发为血之余"，血气旺盛，则毛发也旺盛；血气亏虚，则毛发枯萎、稀少或脱落。

由于血气和毛发关系密切，故当各种原因造成血液病变时，如血虚、血瘀、血热、湿热等，将会引起毛发的病变，如脱发、白发等。

因此，头发疾患是许多疾病的重要症状。如人的心、肝、脾、肺、胃、肾的疾病，内分泌系统疾病，神经系统疾病，心理疾病，血液和循环系统疾病及头部皮肤疾病等，都会不同程度地反映在头发上。头发和毛囊所需的一切营养，均由毛囊底部毛细血管中的血液提供，人一旦精血亏虚，头

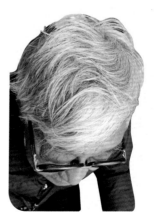

发就没有充足的营养，那么就会出现一系列的问题。毛囊得不到充足的营养，造成一种情况是合成黑色素的能力减弱，因而出现白发。医学研究证明，精血双亏、肝肾受损、脏腑失调，就是白发的根源。头发早白、枯黄、大量脱落，说明身体内部"闪起了红灯"，需要采取措施了。

白发的部位告诉了我们什么

两鬓斑白——是肝胆火偏旺。头部两鬓对应的脏腑反射区是肝胆，肝胆火偏盛的人，或者脾气暴躁，或者爱生闷气，常伴有口干、口苦、舌燥、眼睛酸涩等，是由肝胆火引起的，俗称火气大，进而脾胃受伤。这种情况，饮食要以清淡为主，可以多吃一些八宝粥、莲子粥、莲子白木耳粥、莲子心茶、玫瑰花茶、山楂茶。如果口苦、口干严重，可多吃莲子心和苦瓜。

情绪不好也是很容易引起上火的。所以，要保持心情放松，进行一些能增加生活情趣的活动，可疏肝利胆，开胸利膈。

后脑勺白发——后脑勺对应膀胱经的脏腑反射区，膀胱经气虚常伴有小便次数多、尿频、遗尿或尿失禁、尿闭或小便不畅等症状。因为膀胱的主要功能是贮尿和排尿，这样的人不容易憋尿。膀胱的排尿功能与肾气盛衰有密切关系。肾气充足，尿液在肾与膀胱之气的推动作用下排出体外，若肾气虚而不能固摄，就会出现肾虚气化不及而引起上述症状。

前额白发——是脾胃出了问题。前额对应脾胃的反射区，脾胃不好的人常常腹胀、腹痛，胃酸，口淡不渴、四肢不温、大便稀溏，还有的人经常伴有口臭，食欲旺盛，或四肢浮肿、畏寒喜暖、小便清长或不利、妇女白带清稀而多，常因天气变冷、吃了冰冷食物而引发疼痛，疼痛时伴有胃部寒凉感，食用暖胃的食品后有所好转。脾胃虚寒的主要病因是饮食习惯不良，如饮食不节制、经常吃冷饮或冰凉的食物，再加上生活节奏快，精神压力大，更易导致胃病。所以，需养成良好的饮食习惯。脾胃虚寒患者可多吃胡椒猪肚汤、多饮生姜水。胡椒和生姜是健胃、暖胃的调味品，可以调理好脾胃虚寒的病症，恢复脾胃健康。

如果你是花白头发，那说明你是一个非常聪明的人，脑子转动比较灵活，在生活中也属于比较容易激动的人，就像一会儿晴天，一会儿阴天，一会儿高兴，一会儿不高兴一样，控制自己情绪的能力比较差，因烦恼造成气血紊乱而生白发。这个时候你就要注意了，你身体的各个脏腑可能已经存在隐患了，中医认为，怒伤肝，喜伤心，思伤脾，恐伤肾，五脏六腑都处于亚健康状态。这样的人要学会控制自己的情绪，尽量保持情绪的稳定。

有的人很奇怪，头发白了，胡须没有白，这怎么解释呢？《黄帝内经》中说，胡须主要是由奇经八脉所主。说到这里大家会问什么是奇经八脉呢？奇经八脉是指冲脉、任脉、督脉、带脉、阴维脉、阳维脉、阴跷脉、阳跷脉八条经脉。因其循行部位与同内脏的关系均有别于十二经脉，故曰"奇经"。

奇经八脉是经络系统中的重要组成部分，具有加强十二经脉之间的联系、调节十二经脉气血的作用。十二经脉气血满溢时，可流入奇经八脉蓄藏，十二经脉气血不足时，可由奇经八脉流出补充。所以，有时肾虚但奇经八脉还是正常的。

如果肾虚但奇经八脉没伤的话，胡须就不白，这样的人表现出来的就是精神不佳、头晕、健忘失眠、注意力不集中、精力不足、工作没热情、生活没激情、易怒、烦躁、焦虑、抑郁；身体其他方面表现为容颜早衰、肤色晦暗，出现皱纹、色斑，肌肤缺乏弹性；腰膝酸软、不耐疲劳，视力、听力衰减，头发脱落或须发早白等。如果胡须白了，头发没白，就是任脉、督脉、冲脉已经受伤了，这样的人经常出现潮热汗出、头痛头晕、失眠多梦、精神忧郁、烦躁易怒、食欲不振等。我们可以对头部的反射区按摩、刮痧，胃的反射区在前额，膀胱、小肠的反射区在头后枕部，心、肝的反射区在耳垂直向上4寸，我们每天对着头部的经络各刮50次，再配合每天泡脚，3个月以后你的精神状态就会明显好转，脏腑功能得到修复，那么头发的健康也就有保障了。

由此可见，白发与脏腑和经络存在着密不可分的关系，所以说头发是身体状况的晴雨表，意思是说头发是人健康状况的标志和外在表现。

我们面对恼人的白发到底有没有办法防治呢？

白发并不可怕，可怕的是认为白发不可以防治和改善，以为白发是小事儿而延误病情，这样可能造成恶性循环，产生更多的白发。而且白发容易伴有多种并发症，如忧郁失眠、不耐疲劳、目涩耳鸣、视力减退、肾衰竭、潮热盗汗、皮肤病等，严重地危害人体健康，留下终生遗憾！我们一定要明白白发是一种病，治疗才是硬道理！

然而很多白发病的患者，面对白发，最常用的解决办法就是染发。尽管市场上很多染发剂都打着纯天然、植物型的旗号，实际上都含有复杂的化学成分，会引起皮肤过敏，还可能造成肝、肾功能损伤，甚至诱发肝、肾的病变。染发时加热，染发剂的有害物质更容易渗入皮肤和血液中，诱发心脑血管疾病等重症。相关统计表明，白发人群患冠心病、脑血栓、皮肤病、肾衰竭等恶性疾病的概率较常人高出20多倍！长期染发，染发剂所含的苯二胺、铅等化学有毒物质对毛囊色素细胞的杀伤力很强，导致色素细胞衰退，白发会越染越多。而且长期染发容易导致毛根病变、血液疾病等非常严重的后果。

其实，治疗白发的方法有很多，最主要的是要因人而异地去治疗，这里我提供一个民间的方法：坚持每天梳头100下，可以促使白发转黑！坚持食用黑芝麻与黑豆，可以促使白发转黑！

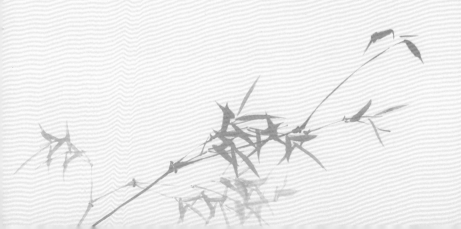

第二讲

闻诊

闻诊在望、闻、问、切四诊中占有重要位置，以『闻而知之谓之圣』位居第二。

第一节　闻诊内容

闻诊是从耳朵听声音和通过鼻子嗅气味来诊察疾病的方法。听声音包括诊察患者的声音、呼吸、语言、咳嗽、心音、呕吐、呃逆、嗳气、太息、喷嚏、呵欠、肠鸣等各种响声。嗅气味包括嗅患者身体发出的异常气味、排出物的气味及病室的气味。

人体的各种声音和气味，都是在脏腑正常活动和产生病情变化过程中产生的，所以鉴别声音和气味的变化，可以判断出脏腑的生理和病理变化，为诊断疾病、辨证施治提供依据。

早在《黄帝内经》中就有根据患者发出的声音来测知内在病变的记载，是诊察疾病的重要方法之一，历来颇受各医家重视。如《黄帝内经素问·阴阳应象大论》提出以五音、五声应五脏的理论；《黄帝内经素问·脉要精微论》提出以声音、语言、呼吸等来判断疾病过程中正邪盛衰状态。东汉张仲景在《伤寒杂病论》中也以患者的语言、咳嗽、喘息、呕吐、呃逆、肠鸣、呻吟等作为闻诊的主要内容。后世医家又将病体气味及排出物气味等列入闻诊范围，从而使闻诊范围从耳听扩展到鼻嗅。现代还可借助听诊器等手段，帮助提高对内脏声音的听诊水平。

第二节　聆听人体的"呼吸"

喜欢听收音机的人都喜欢从中收听自己喜爱的节目，那么我们人体发出来的声音节目也是迥异的，其中听声音辨别一个人体质的强弱状况是很重要的。听声音是指听辨患者言语气息的高低、强弱、清浊、缓急变化以及咳嗽、呕吐、肠鸣等脏腑病理变化所发出的异常声响，以判断病变寒、热、虚、实等性质的诊病方法。

除正常生理变化和个体差异之外的声音，均属病变声音。听病变声音的内容，主要包括听辨患者的声音、语言、呼吸、咳嗽、心音、胃肠异常声音等。

一、声音

声音的发出，不仅是口鼻诸器官直接作用的结果，而且与肺、心、肾等脏腑虚实盛衰有着密切的关系。因此，听声音不仅能察觉发声器官的病变，而且根据声音的变化，可以进一步推断脏腑和整体的变化。

正常生理状态下，人的声音称为常声，具有发声自然、声调和畅、柔和圆润、语言流畅、应答自如、言与意符等特点，表示人体气血充盈，发声器官和脏腑功能正常。但是，由于年龄、性别和禀赋等个体的差异，正常人的声音也有不同，一般男性多声低而浊，女性多声高而清，儿童声尖利而清脆，老年人多浑厚而低沉。此外，语声的变化亦与情志变化有关，如喜时发声多欢悦，怒时发声多急厉，悲时发声多悲惨而断续，快乐时发声多舒畅而缓和，敬则发声多正直而严肃，爱则发声多温柔等，这些因一时感情触动而发的声音，也属于正常范围，与疾病无关。

听病变声音，主要是辨别患者的语声、鼻鼾、呻吟、惊呼、喷嚏、呵欠、太息等异常声响，通过声音变化来判断正气的盛衰、邪气的性质及病情的轻重。

声音的辨别要注意语声的有无，语调的高低、强弱、清浊，以及有无呻吟、惊呼、喷嚏、鼻鼾、呵欠等异常声音。

（一）发声

发声指语声的高低、清浊。一般来说，在疾病状态下，语声高亢洪亮有力，声音连续者，多属阳证、实证、热证；语声低微细弱，懒言而沉静，声音断续者，多属阴证、虚证、寒证；语声重浊者，称为声重，多属外感风寒，或湿浊阻滞，以致肺气不宣、鼻窍不通所致。

（二）音哑与失音

语声嘶哑者为音哑，语而无声者为失音，或称为"喑"。前者病轻，后者病重。新病音哑或失音者，多属实证，多因外感风寒或风热袭肺，或痰湿壅肺，肺失清肃，邪闭清窍所致，即所谓"金实不鸣"。久病音哑或失音者，多属虚证，多因各种原因导致阴虚火旺、肺肾精气内伤所致，即所谓"金破不鸣"。暴怒喊叫或持续高声宣讲，伤及喉咙所致音哑或失音者，亦属气阴耗伤之类。若久病重病，突见语声嘶哑，多是脏气将绝之危象。妇女妊娠末期出现音哑或失音者，称为妊娠失音（子喑），系因胎儿渐长，压迫肾之络脉，使肾精不能上荣于舌咽所致，分娩后即愈，一般不必治疗。

此外，应注意失音与失语的区别，失音是神志清楚而声音不能发出，即语而无声；失语为神志昏迷或欠清，不能言语，多见于中风或脑外伤后遗症。

（三）鼻鼾

鼻鼾指熟睡或昏迷时鼻喉发出的一种声响，是气道不利所发出的异常呼吸声。熟睡鼾声若无其他明显症状，多因慢性鼻病或睡姿不当所致，体胖、年老之人较常见。若昏睡不醒或神识昏迷而鼾声不绝者，多属高热神昏，或中风入脏之危候。

（四）呻吟

呻吟指病痛难忍所发出的痛苦哼哼声。新病呻吟，声音高亢有力，多为实证、剧痛；久病呻吟，声音低微无力，多为虚证。临床常结合姿态变化，判断病痛部位，如呻吟护腹者，多为脘痛或腹痛；扪腮者，可能为齿痛。

（五）惊呼

惊呼指患者突然发出的惊叫声。其声尖锐，表情惊恐者，多为剧痛或惊恐所致。小儿阵发惊呼，多为受惊；成人发出惊呼，除惊恐外，多属剧痛，或精神失常。

（六）喷嚏

喷嚏指肺气上逆于鼻而发出的声响。应注意喷嚏的次数及有无兼症。偶发喷嚏，不属病态。若新病喷嚏，兼有恶寒发热、鼻流清涕等症状，多因外感风寒，刺激鼻道之故，属表寒证。久病阳虚之人，突然出现喷嚏，多为阳气回复，病有好转趋势。

（七）呵欠

呵欠是张口深吸气、微有响声的一种表现。因困倦欲睡而欠者，不属病态。病者不拘时间，呵欠频频不止，称数欠，多为体虚阴盛阳衰之故。

（八）太息

太息又称叹息，指情志抑郁、胸闷不畅时发出的长吁或短叹声。不自觉地发出太息声，太息之后自觉宽舒者，是情志不遂、肝气郁结之象。

二、语言

我们主要分析患者语言的表达与应答能力有无异常、吐字的清晰程度等。语言的异常，主要是心神的病变。病态语言主要有谵语、郑声、独语、错语、狂言、言謇等。

（一）谵语

谵语指神识不清、语无伦次、声高有力的症状，多属邪热内扰神明所致，属实证，故《伤寒论》曰："实则谵语"，见于外感热病、温邪内入心包或阳明实热证、痰热扰乱心神等。

（二）郑声

郑声指神识不清、语言重复、时断时续、语声低弱模糊的症状。多因久病脏气衰竭、心神散乱所致，属虚证，故《伤寒论》曰："虚则郑声"，见于多种疾病的晚期、危重阶段。

此外，语言低微，气短不续，欲言不能复言者，称为夺气，是宗气大虚之象。

（三）独语

独语指自言自语、喃喃不休、见人语止、首尾不续的症状，多因心气虚弱，神气不足，或气郁痰阻，蒙蔽心神所致，属阴证，常见于癫病、郁病。

（四）错语

错语指患者神识清楚而语言时有错乱，语后自知言错的症状。

证有虚实之分，虚证多因心气虚弱、神气不足所致，多见于久病体虚或年老脏气衰微之人；实证多为痰湿、瘀血、气滞阻碍心窍所致。

（五）狂言

狂言指精神错乱、语无伦次、狂叫骂詈的症状。《黄帝内经素问·脉要精微论》曰："衣被不敛，言语善恶，不避亲疏者，此神明之乱也。"多因情志不遂、气郁化火、痰火互结、内扰神明所致。多属阳证、实证，常见于狂病、伤寒蓄血证。

（六）言謇

言謇指神志清楚、思维正常而吐字困难，或吐字不清。因习惯而成者，不属病态。病中语言謇涩，每与舌强并见者，多因风痰阻络所致，为中风之先兆或后遗症。

三、呼吸

闻呼吸是诊察患者呼吸的快慢、是否均匀通畅以及气息的强弱粗细、呼吸音的清浊、有无啰音等情况。一般来说，有病而呼吸正常，是形病气未病；呼吸异常，是形气俱病。呼吸气粗，疾出疾入者，多属实证；呼吸气微，徐出徐入者，多属虚证。

（一）病态呼吸

1. 喘　即气喘，指呼吸困难、急迫，张口抬肩，甚至鼻翼煽动，难以平卧。常由肺、心病变及白喉、急喉风等导致，而辨证还与脾、肾有关。

发作急骤，呼吸深长，息粗声高，唯以呼出为快者，为实喘，多为风寒袭肺或痰热壅肺、痰饮停肺，肺失宣肃，或水气凌心所致。

病势缓慢，呼吸短浅，急促难续，息微声低，唯以深吸为快，动则喘甚者，为虚喘，是肺肾亏虚，气失摄纳，或心阳气虚所致。

2. 哮　指呼吸急促似喘，喉间有哮鸣音的症状。多因痰饮内伏、复感外邪所诱发，或因久居寒湿之地，或过食酸、咸、生冷所诱发。

喘不兼哮，但哮必兼喘。喘以气息急迫、呼吸困难为主，哮以喉间哮鸣音为特征。临床上哮与喘常同时出现，所以常并称为哮喘。

3. 短气　指自觉呼吸短促而不相接续、气短不足以息的轻度呼吸困难。其表现似喘而不抬肩，气急而无痰声，即只自觉短促，他觉征象不明显。短气有虚实之别，虚证短气，兼有形瘦神疲、声低息微等，多因体质衰弱或元气虚损所致；实证短气，常兼有呼吸声粗，或胸部窒闷，或胸腹胀满等，多因痰饮、胃肠积滞，或气滞或瘀阻所致。

4. 少气　又称气微，指呼吸微弱而声低，气少不足以息、言语无力的症状，属诸虚劳损，多因久病体虚或肺肾气虚所致。

（二）听诊呼吸音异常

临床可以借助听诊器诊察肺部的呼吸音。

1. 肺泡呼吸音异常　肺泡呼吸音一般形容为"微风声"，类似发出"夫"的声音，吸气时听到的声音较呼气时长而强、音调较高，肺的大部分均能听到。

肺泡呼吸音增强，多因邪热迫肺，肺失清肃，使息粗气憋所致；若一侧或某局部肺泡呼吸音增强，则是由另侧或其他部位发生病变所致。

肺泡呼吸音减弱，可因咳喘病久，肺气亏虚，肺司呼吸功能减弱，或实热壅肺、痰瘀阻肺、肿瘤压迫，肺不主气，气道阻塞，或悬饮、气胸、肋骨骨折，使呼吸受限而导致。

2. 支气管呼吸音异常　支气管呼吸音类似将舌抬高后张口呼吸时发出的"哈"音，越靠近气管的区域音响越强。

在肺部其他区域听到支气管呼吸音，则为病理现象。常因肺热炽盛或痰热壅肺，或因肺痈、肺痨及肺部恶性肿瘤等使肺部形成空洞，或因悬饮、肺部肿瘤等，使肺组织受压致密而呼吸音传导增强所致。

（三）啰音

啰音是呼吸音的附加音，应借助听诊器进行诊察。

1. 湿性啰音　又称水泡音，相似于用小管插入水中吹气时所产生的水泡破裂声，是空气通过含有痰饮等分泌物的支气管时所产生的。

不借助听诊器就可听到，犹如"呼噜——呼噜——"声者，为粗湿性啰音，多见于重度昏迷、风中脏腑或濒死的患者，由于痰湿壅塞气道，患者无力咳出而成，也可见于肺痨空洞患者。

多在吸气终了时出现，声音常带细爆裂性，发生的时限很短者，为细湿性啰音，常见于痰饮阻肺或邪热壅肺之咳喘、肺痨以及肺痈等患者。

2. 干性啰音　是一种持续时间较长的音乐性呼吸附加音，故有音乐性啰音之称。其产生与气道狭窄、痉挛，或痰饮黏着气道，或肿瘤、异物压迫气道，或瘀血阻滞气道等有关，多见于肺咳、肺胀、哮病、心肾阳虚之水气泛滥等患者。

四、咳嗽

咳嗽指肺气向上冲击喉间而发出的一种"咳——咳——"声音。古人将其分为：有声无痰谓之咳；有痰无声谓之嗽；有痰有声谓之咳嗽。多因六淫外邪袭肺、有害气体刺激、痰饮停肺、气阴亏虚等而致肺失清肃宣降、肺气上逆所致。除肺咳以咳嗽为主症外，几乎所有肺系疾病均可见到咳嗽，他脏疾病亦可影响到肺而伴见咳嗽。故《黄帝内经素问·咳论》有"五脏六腑皆令人咳，非独肺也"的记载。

临床上首先应分辨咳声和痰的色、量、质的变化，其次参考时间、病史及兼症等，以鉴别病证的寒、热、虚、实性质。

咳声重浊紧闷，多属实证，是寒痰湿浊停聚于肺，肺失肃降所致。

咳声轻清低微，多属虚证，多因久病肺气虚损，失于宣降所致。

咳声不扬，痰稠色黄，不易咯出，多属热证，多因热邪犯肺，肺津被灼所致。

咳有痰声，痰多易咯，多属痰湿阻肺所致。

干咳无痰或少痰，多属燥邪犯肺或阴虚肺燥所致。

咳声短促，呈阵发性、痉挛性，连续不断，咳后有鸡鸣样回声，并反复发作者，称为顿咳（百日咳），多因风邪与痰热搏结所致，常见于小儿。

咳声如犬吠，伴有声音嘶哑，吸气困难，是肺肾阴虚、疫毒攻喉所致，多见于白喉。

五、心音

借助听诊器，听取心脏正常及病理的音响，是诊察心脏病证的重要方法。

心率、心律异常的临床意义与脉率、脉律异常基本一致。

若听诊心音增强，可见于胸壁较薄、运动之后、情绪激动等生理状况下，病变中主要见于气分热盛，或阴虚火旺、肝阳上亢，或血虚之代偿性心音增强者。

若听诊心音减弱，可见于肥胖而胸壁较厚者，病变中主要见于心气虚弱、心阳不足、心脉瘀阻、心阳暴脱，或心肺气虚、气血亏虚等患者，亦可见于胸壁水肿、肺胀、悬饮和支饮等患者。

在心音以外听到杂音时，多见于心痹、胸痹、心瘅等心脏病变；或见于外感高热、瘿病、肝阳上亢等阳热亢盛的病证；亦可见于先天性心脏发育不良、肺胀等心肾阳虚证患者。

六、胃肠异常声音

（一）呕吐

呕吐指饮食物、痰涎从胃中上涌，由口中吐出的症状，是胃失和降、胃气上逆的表现。前人以有声有物为呕吐，有物无声为吐，有声无物为干呕，但临床上难以截然分开，一般统称为呕吐。根据呕吐声音的强弱和吐势的缓急，可判断证候的寒、热、虚、实等。

吐势徐缓，声音微弱，呕吐物清稀者，多属虚寒证，常因脾胃阳虚、脾失健运、胃失和降、胃气上逆所致。

吐势较猛，声音壮厉，呕吐黏稠黄水，或酸或苦者，多属实热证，常因热伤胃津、胃失濡养所致。

呕吐呈喷射状者，多为热扰神明，或因头颅外伤，颅内有瘀血、肿瘤等，使颅内压力增高所致。

呕吐酸腐味的食糜，多因暴饮暴食，或过食肥甘厚味，以致食滞胃脘、胃失和降、胃气上逆所致。

共同进餐者皆发吐泻，可能为食物中毒。朝食暮吐、暮食朝吐者，为胃反，多属脾胃阳虚证。口干欲饮，饮后则吐者，称为水逆，因饮邪停胃、胃气上逆所致。

（二）呃逆

呃逆指从咽喉发出的一种不由自主的冲击声，声短而频，呃呃作响的症状，俗称打呃，唐代以前称"哕"，是胃气上逆的表现。临床上根据呃声的高低强弱，间歇时间的长短不同，来判断病证的虚、实、寒、热性质。

呃声频作，高亢而短，其声有力者，多属实证；呃声低沉，声弱无力，多属虚证。

新病呃逆，其声有力，多属寒邪或热邪客于胃；久病、重病呃逆不止，声低气怯无力者，属胃气衰败之危候。故《形色外诊简摩》说："新病闻呃，非火即寒；久病闻呃，胃气欲绝也。"

突发呃逆，呃声不高不低，无其他病史及兼症者，多属饮食刺激，或偶感风寒，一时胃气上逆动膈所致，一般为时短暂，不治自愈。

（三）嗳气

嗳气指胃中气体上出咽喉所发出的一种声长而缓的症状，古称"噫"，是胃气上逆的一种表现。

饱食之后，或饮汽水后，偶有嗳气，无其他兼症者，是饮食入胃排挤胃中气体上出所致，不属病态。临床根据嗳声和气味的不同，可判断虚、实、寒、热。

嗳气酸腐，兼脘腹胀满者，多因宿食内停，属于实证。

嗳气频作而响亮，嗳气后脘腹胀减，嗳气发作因情志变化而增减者，多为肝气犯胃，属于实证。

嗳气频作，兼脘腹冷痛，得温症减者，多为寒邪犯胃，或为胃阳亏虚。

嗳声低沉断续，无酸腐气味，兼见纳呆食少者，为胃虚气逆，属虚证，多见于老年人或体虚之人。

（四）肠鸣

肠鸣又称腹鸣，是气体或液体通过肠道而产生的一种气过水声或沸泡音。在正常情况下，肠鸣音低弱而和缓，一般难以直接闻及，肠鸣音高时，患者或旁人可以直接听到。借助听诊器诊察肠鸣音，在脐部听得较为清楚，一般 4~5 次 / 分；若超过 10 次 / 分则为肠鸣频繁；持续 3~5 分钟才听到 1 次者，为肠鸣稀少。

肠鸣发生的频率、强度、音调等与胃肠功能、进食情况、感邪性质等有关。当肠道传导失常或阻塞不通时，则肠鸣音高亢而频急，或肠鸣音减少甚至完全消失。

1. 肠鸣增多　当患者动摇身体，或推抚脘部时，脘腹部鸣响如囊裹浆，辘辘有声者，称为振水声，若是饮水过后出现，多属正常，若非饮水而常见此声者，多为水饮留聚于胃。

鸣响在脘腹，如饥肠辘辘，得温得食则减，饥寒则重者，为中气不足，胃肠虚寒。故《黄帝内经灵枢·口问》曰："中气不足……肠为之苦鸣"。

肠鸣高亢而频急，脘腹痞满，大便泄泻者，多为感受风寒湿邪以致胃肠气机紊乱所致。

肠鸣阵作，伴有腹痛欲泻，泻后痛减，胸胁满闷不舒者，为肝脾不调。

2. 肠鸣稀少　主要提示肠传导功能障碍。可因实热蕴结肠胃，肠道气机受阻；肝脾不调，气机郁滞，肠道腑气欠通；脾肺气虚，肠道虚弱，传导无力；阴寒凝滞，气机闭阻，肠道不通等所致。

肠鸣音完全消失，腹胀满痛者，多属肠道气滞不通之重证，可见于肠痹或肠结（肠道闭结不通者，多系功能性肠梗阻）等病。

第三节　气味告诉我们什么

闻气味，主要是闻患者病体、排出物、病室等的异常气味。以了解病情，判断疾病的寒热虚实。

一、病体气味

1. 口臭　是指患者张口时，口中发出臭秽之气，多见于口腔本身的病变或胃肠有热之人。口腔疾病致口臭的，可见于牙疳、龋齿或口腔不洁等。胃肠有热致口臭的，多见于胃火上炎、宿食内停或脾胃湿热之证。

2. 汗气　因引起出汗的原因不同，汗液的气味不同。外感六淫邪气，如风邪袭表，或卫阳不足，肌表不固，汗出多无气味。气分实热壅盛，或久病阴虚火旺之人，汗出量多而有酸腐之气。痹证若风湿之邪久羁肌表化热，也可汗出色黄而带有特殊的臭气。阴水患者若出汗伴有"尿臊气"，则是病情转危的险候。

3. 鼻臭　是指鼻腔呼气时有臭秽气味。其因有三：一是鼻涕，如鼻流黄浊黏稠腥臭之涕，缠绵难愈，反复发作，是鼻渊，西医一般多为鼻窦炎、鼻炎等；二是鼻部溃烂，如梅毒、疠风（麻风）或癌肿，可致鼻部溃烂而产生臭秽之气；三是内脏病变，如鼻呼出之气带有"烂苹果味"，是消渴病之重症。若呼气带有"尿臊气"，则多见于阴水患者，病情垂危的险证。

4. 身臭　身体有疮疡溃烂流脓水或有狐臭、漏液等，均可致身臭。

二、排出物气味

排出物的气味，患者也能自觉。因此，对于排出物如痰涎，大、小便，妇人经带等的异常气味，通过问诊，可以得知。一般而言，湿热或热邪致病，其排出物多混浊而有臭秽、难闻的气味；寒邪或寒湿邪气致病，其排出物多清稀而无特殊气味。

呕吐物气味臭秽，多因胃热炽盛；若呕吐物气味酸腐，呈完谷不化之状，则为宿食内停。

呕吐物腥臭，挟有脓血，可见于胃痈；若呕吐物为清稀痰涎，无臭气或腥气，为脾胃有寒。

嗳气酸腐，多因胃脘热盛或宿食停滞于胃而化热；嗳气无臭，多因肝气犯胃或寒邪客胃所致。

小便臊臭，色黄混浊，属实热证；若小便清长，微有腥臊或无特殊气味，属虚证、寒证。

大便恶臭，黄色稀便或赤白脓血，为大肠湿热内盛；小儿大便酸臭，伴有不消化食物，为食积内停；大便溏泄，其气腥者，为脾胃虚寒。

矢气败卵味，多因暴饮暴食、食滞中焦或肠中有宿屎内停所致；矢气连连，声响不臭，多属肝郁气滞，腑气不畅；月经或产后恶露臭秽，因热邪侵袭胞宫；带下气臭秽，色黄，为湿热下注；带下气腥，色白，为寒湿下注。

三、病室气味

病室的气味由病体本身及其排出物等发出。瘟疫病开始即有臭气触人，轻则盈于床帐，重则充满一室。室内有血腥味，多是失血证；室内有腐臭气味，多有溃腐疮疡；室内有尸臭气味，是脏腑败坏；室内有尿臊气，多见于水肿病晚期；室内有烂苹果气味，多见于消渴病。

第四节　闻五音，知脏腑

五音闻诊就是通过人的言语声音表现而定位脏器发生的相关疾病，并了解脏器盛衰的医术。早在《黄帝内经》中就有关于五音对应五脏和五音对应五方的记载，不过目前研究的人比较少罢啦。五音出自《黄帝内经灵枢·邪客》，指宫、商、角（jué）、徵（zhǐ）、羽。古人将五音与五脏相配：脾应宫，其声漫而缓；肺应商，其声促以清；肝应角，其声呼以长；心应徵，其声雄以明；肾应羽，其声沉以细，此为五脏正音。相传是由中国最早的乐器"埙"的五种发音而得名。相当于现在的12356，即 do、re、mi、sol、la。

《黄帝内经素问·阴阳应象大论》中记载："东方生风……在藏为肝，在色为苍，在音为角，在声为呼……。南方生热……在藏为心，在色为赤，在音为徵，在声为笑……。中央生湿……在藏为脾，在色为黄，在音为宫，在声为歌……。西方生燥……在藏为肺，在色为白，在音为商，在声为哭……。北方生寒……在藏为肾，在色为黑，在音为羽，在声为呻。"五音被赋予了五行的属性，并和脏腑之间挂起钩来。

同时也记载了，当我们的机体发生疾病的时候，五音就有所变化。《黄帝内经素问·金匮真言论》曰："东方青色……其音角……是以知病之在筋也……。南方赤色……是以知病之在脉也，其音徵……。中央黄色……是以知病之在肉也，其音宫……。西方白色……是以知病之在皮毛也，其音商……。北方黑色……是以知病之在骨也，其音羽……"这里详述了筋、脉、肉、皮毛、骨的病变与五音变化的对应关系。

当然，随后提出用五音来诊查疾病。《黄帝内经素问·阴阳应象大论》曰："善诊者……视喘息，听声音，而知所苦"，《黄帝内经素问·五脏生成》曰："……五脏相音，可以意识"。而在另一部医学经典《难经》中更加明确了五音诊病的理论。《难经·六十一难》记载："……闻而知之谓之圣……闻而知之者，闻其五音，以别其病。"这里明确提出闻诊的核心是辨别五音，并且把闻诊推居第二位，仅次于望诊，而比问诊和切诊更加受到重视。

不同体质禀赋的人，在发音的时候往往是不同的，故而可以从人的发音不同当中，辨别人的体质禀赋的不同，从而可以推断人的五脏气血的盛衰和疾病的易患性。另外，通过望五官、望五体、望五脏之华而可以确定五脏的盛衰，其实这些都是相互关联的，更加能够确定是哪个脏器出现了问题。

五音	五声	声音表现	五行	五脏	六腑	五官	五体	其华
宫	do	声漫而缓	土	脾	胃	口	肉	唇
商	re	声促以清	金	肺	大肠	鼻	皮	毛
角	mi	声呼以长	木	肝	胆	目	筋	爪
徵	sol	声雄以明	火	心	小肠	舌	脉	面
羽	la	声沉以细	水	肾	膀胱	耳	骨	发

其实，我们可以把自己想象成一个盲人，这个时候有一个患者来看病，那么你怎么去了解这个患者的情况？进而怎么去治疗呢？

首先通过声音定五脏，然后再定寒、热、虚、实就行了。如果一个人声音响亮而强，这属金声，定位为肺，属于实证、热证；如果声音高而怒，这属木声，定位为肝，属于实证、热证，多见于肝火旺盛、肝胆火旺、肝阳上亢之人；爱说话并且声音高而尖，这属火声，定位为心，表明此人有火、有热，一般心脏多有病，睡觉质量也不好；如果此人言语声沉而低，这属于水声，定位为肾，比较怕冷；声浊而重之人，属于土声，定位为脾，一般都有消化不良的症状。

　　如上所述，从听五音来作为五脏病变的定位诊断，每种声音都象征着五脏的一定特性，每一种声音之中还会有其他声音的夹杂，这就要学习者用心去体会、去领悟脏器之间的相生、相克关系，探知病情的情况。我们在临床实践中，还要结合其言语的多少和轻重辨其寒、热、虚、实，结合得出五脏的寒、热、虚、实。从而可以确定患者五脏禀赋的强弱不同，进一步可推断出其易患的疾病和易出现的症状，最终为治疗和预防打下基础。

　　心声为笑，如果一个人老呵呵笑，就是心神将散，就要养心安神来治疗。

　　肺声为哭，如果一个人总是哭哭啼啼，或者他的声音里老带着悲气，就是肺有毛病。比如肺咳，一个人总咳嗽，如果是实证，就会咳声特别响亮、有力；如果肺气特别虚，叫作"少气不足以息"，咳嗽起来特别弱，而且气下不去，他总是虚咳，一小声一小声的。有的人会认为，咳得响亮的人比咳得微弱的人病得厉害，其实恰恰相反，咳声响亮，说明人还有劲儿咳，如果咳嗽时都没劲儿、很弱，反而更糟糕。

　　肝声为呼，如果一个人肝气虚，就会狂呼乱喊，通过这种发泄达到疏解的目的。如果是被挨训压抑的，肯定不能狂呼乱喊，只能轻轻地嘘口气而已。这些其实都是人自己在疏解。但肝经生病就会出现"呃逆"，就是两胁胀满，一声一声地打嗝，出现呃逆之症。

脾的正气是唱歌嘹亮；脾的邪气是"登高而歌"，就像有精神症状的人一样。我们经常会发现有精神症状的人力大无穷、本领高强，不管多高的墙，他们"噌"一下子就能上去，然后在上面发疯。一般正常人如果要想爆发，除非有武功才会突然一下蹿到墙上，否则做不到。而有精神症状的人能做到，就是因为身体内部阳邪盛。脾生病的人"善噫"，经常打嗝。脾经生病是噫，声音比较低沉，与肝经生病的呃逆有所区别。

胃生病的人总是呵欠连天。呵欠也是一种声音，说明人胃气虚、胃寒，通过打呵欠，胃可以舒展。

肾声为呻，如果人总是哼哼唧唧，肾肯定不好。如果一个人长久地咳嗽，并且无力，多已经累及到肾，说明肾不纳气。

胆经生病的人，总是唉声叹气。为什么会唉声叹气？因为他生发不起来，就总想生发起来，所以特别爱叹气或者喜欢出长气。像这种人，在现实生活当中要怎么办？可以多做做扩胸运动，牵拉牵拉胆经，达到开胸顺气的作用，另外，也可以敲敲腿上的胆囊穴。

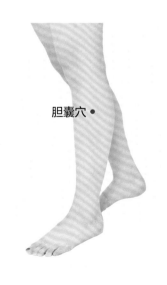

胆囊穴●

【胆囊穴】在小腿外侧上部，当腓骨小头前下方凹陷处，腓骨小头直下2寸；压痛处取穴。

【功能】具有疏肝利胆的功效，同时可缓解胆囊炎、胆结石、胆绞痛等。

【主治】胆囊炎、胆石症、胆道蛔虫症、胆绞痛等胆道疾病；腰腿痛，下肢痿痹；胸胁痛，慢性胃炎；口眼㖞斜。

总之，五音闻诊值得我们很好地去继承和发展，希望在不久的将来，五音闻诊有能人辈出而发扬光大。

第三讲

问诊

十问歌

一问寒热二问汗，三问头身四问便，

五问饮食六问胸，七聋八渴具当辨，

九问旧病十问因，再兼服药参机变，

妇人尤必问经期，迟速闭崩皆可见，

再添片语告儿科，天花麻疹全占验。

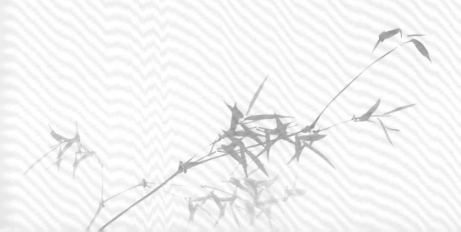

第一节　问诊的目的

四诊中的问诊其实是很重要的。因为每个患者发病的具体情况，比如疾病的发生条件、发展经过及有无治疗、如何治疗，还有患者自身感觉的主观症状、既往病史、家族史等，都是要靠他自己（或者陪护的人）说出来医生才能知道，才能得到更多的关于疾病的线索，对医生做出准确诊断无疑也更有帮助。

问诊既然是一种诊断手段，做医生的自然不会瞎问。那么他们是问什么呢？或者说，他们想通过问诊获得什么信息呢？

要回答这个问题，首先要了解一下中医是怎么认识我们人的身体和疾病的。

在中医看来，人体是一个小宇宙，这个小宇宙跟天地这个大宇宙一样，都遵循着相同的规律才能维持正常运转、保证生命活动的存在。天地大宇宙因为有太阳在提供热能，而地球又有公转和自转，所以地球才会有一年四季与昼夜黑白的不断交替轮转，才能有生命活动。

同样的道理，人体里也有一团阳气就像天上的太阳在提供热量，这团阳气叫作"元阳"或"命门真火"，而人体内的五脏系统在相互配合下完成的升、降、出、入运动，就像地球的运转一样，保证了人体各个部位都可以获得正常供能，从而维持人体生命健康。五脏系统相互配合下的升、降、出、入运动，就是中医所说的"气机运转"，简称"气机"。

一旦这个"气机"出了问题，即升、降、出、入任何一个环节有了障碍，都可导致我们人体中的阴阳出现失衡、气血出现失调，各种病症就发生了。所以，中医总是说他们不是治病，而是治气的。治气，其实就是调整和恢复人体的气机运转。所以，医生对患者进行问诊，可能会问到各方面的内容，但最终都是为了审察患者的"气机"哪里出了问题。

明白了问诊的意义和目的所在，接下来我们就比较容易明白中医如何进行问诊、为什么中医问诊有那么多内容以及各项内容所代表的意义了。

第二节 问诊的内容

去看病的时候，医生往往会问患者一些问题，当然，医生的每个问题都有他要问的理由，也就是说每一项问诊都有它的意义。

比如医生会问我们的年龄，而年龄不同，发病也往往不同，如麻疹、水痘、百日咳等疾病多见于小儿。而且同一疾病，因年龄不同也会有虚实差异。一般来说，青壮年气血充足，患病多见实证——气机因为有外邪影响而出现阻滞；老年人气血衰弱，患病常见虚证——除了可能有外邪影响，更主要的还是他本身的脏气不足，从而导致气机升降失常。

再比如问职业，可有助于医生了解某些疾病的病因，如水中作业，易中湿邪，还可了解某些职业病，如铅中毒、矽毒等。又比如问性别，性别不同，则好发疾病也不一样。男子可有遗精、早泄、阳痿等疾病；女性可有经、带、胎、产等疾病。还有问结婚与否，女子已婚可了解有无妊娠、妊娠病及生产史，男子已婚可有男性性功能减退与过亢等疾病。甚至就是连我们的籍贯、住址这样的问题都有它的重要意义，因为每个地方都有不同的好发疾病，每个生活区都有不同的流行病毒、细菌（即中医所说的外邪）。

以上所举属于医生问诊中应该首先了解的一般情况，姓名、性别、年龄、民族、职业、婚否、籍贯、现单位、现住址等都属于这一范畴。以上这些有的是诊断及治疗上的重要参考资料，有的对医生和患者保持联系、加强交流有帮助。

除了一般情况，问诊的内容还有主诉、现病史、既往史、个人生活史和家族史等。

一、主诉

医生经常会遇到一些让他们觉得很头大的患者，这些患者从头到脚都有问题，问他哪里不舒服，他可以滔滔不绝讲 1 小时，但哪里的问题最严重、他最想解决的问题是哪个，却没有交代清楚。主诉就是我们去看病时所感受到最明显或最痛苦的主要症状及其持续的时间。主诉反映了我们身体疾病的主要矛盾。

所以，准确的主诉可以帮助医生判断疾病的大致类别、病情的轻重缓急，并为调查、认识、分析、处理疾病提供重要线索，具有重要的诊断价值。

主诉不同，医生所开的方药也很有可能是不同的，因而这直接关系到我们患者自身的健康利益，千万不要马虎应付。当然，主诉也可以包括不同时间出现的几个症状，但一般作为主诉的症状不会超出 3 个，不然可能还是会令医生无从着手。

二、现病史

去看病的时候，当我们把最觉痛苦的问题（即主诉）告诉医生后，医生就会继续问我们所述的病症从起病之初到就诊时病情演变与诊察治疗的全部过程，以及就诊时我们的全部自觉症状，这就是现病史的询问。

关于起病情况，医生会询问我们起病时所处的环境与时间，自觉有没有明显的起病原因或诱因，是否有传染病接触史，起病的轻重缓急，疾病开始发作时的症状及其部位、性质、持续时间和程度等。比如头痛，医生一般会问我们是不是着凉感冒了，或者有没有跌撞等外伤的经历，头痛是隐隐的痛还是针刺一样痛，是前额痛还是头顶或是其他部位痛等，这样一问下来，属于什么病、哪条经脉的气血不通基本就可以弄清楚了。

很自然地，接下来就会问到我们的病情演变过程了：按时间顺序从起病到就诊时病情发展变化的主要情况，症状的性质、部位、程度有无明显变化，其变化有无规律性，影响变化的原因或诱因是否存在，病情演变有无规律性，其总的趋势如何？这对医生了解我们体内的气机变化和判断疾病的预后都有帮助。

然后就是我们去诊治的过程：医生会询问起病之初到就诊前的整个过程中其他医院或诊所的医生所做过的诊断与治疗情况。疾病初起曾到哪里就医？做过什么检查？检查结果如何？诊为何病？做过什么治疗？服用什么药物，以及剂量、用法、时间、效果怎么样？有无出现其他不良反应？医生对以上问题会选择其中的重点，扼要地加以记录，为即将的诊断和用药做参考。

最后还有一项内容是现在症状，医生要询问这次就诊时我们的全部自觉症状，这是问诊的主要内容，我们在后文再详述。

总之，现病史是我们整个疾病史的主要组成部分，提供现病史，可以帮助医生为我们准确分析病情，摸索疾病的规律，在确定诊断、提供依据方面有着重要意义。

三、既往史、个人生活史、家族史

1. 既往史　除了前面主诉中所说到的疾病，以往曾患过什么疾病？其诊治的主要情况和现在是否痊愈或留有什么后遗症？是否得过传染病以及有无药物或其他过敏的经历？统称为既往史。对小儿还应注意询问以前曾经预防接种的情况。既往的健康与患病情况常常与现患疾病有一定的联系，因而可以作为医生诊断现有疾病的参考资料。

2. 个人生活史　包括我们的生活习惯、经历、饮食嗜好、劳逸起居、工作情况等。医生会询问我们的出生地、居住地及时间较长的生活地区，尤其是否到过有地方病或传染病流行的地区。医生还会询问我们精神状况如何，是否受到过较大精神刺激？我们的生活习惯、饮食嗜好、有无烟酒等其他嗜好也是医生所关注的。女性还会被询问月经及生育史。至于工作休息，主要是劳动性质、强度、作息时间是否正常等，因为与人体的精神、气血耗损程度有关，也会被问及。

生活史中的生活经历、习惯、工作情况等社会因素对我们体内的气机运行都可能有一定的影响，医生收集并分析这些情况可为辨证论治提供一定的依据。我们饮食上的偏好，常可导致脏气的偏胜偏衰；精神状态的变化，常常是引起某些情志病的原因。过劳易伤肾，长期闲逸则易伤脾。起居失常，多可扰动心神，从而使我们的身体出现各种不同的疾病反应。

3. 家族史　我们去看病时，医生会问到我们的直系亲属或者血缘关系较近的旁系亲属的患病情况，有否传染性疾病或遗传性疾病，这就是家族史。许多传染病的发生与亲人间在生活上的密切接触有关，如肺痨（肺结核）等，或近血缘结婚，后代出现的体质虚弱、痴呆症等。

第三节　问现在症状

一个人去看病的时候，他觉得不舒服或具有痛苦的方面，叫作现在症状。但有些身体情况即使是正常状态，也是必须要了解的，比如饮食、睡眠和大小便等，它们同样归为现在症状。这是出于为了能够全面收集资料和准确判断病情证候的考虑，对中医来说，饮食、睡眠、大小便的情况，对病症的诊断、病情的预后都尤其重要。

现在症状反映了患者看病那一刻的病理变化，医生主要就是根据患者当时的情况辨证、开方的，它的重要性也就可想而知。所以，当我们去看病的时候，千万不要为了考验医生或者羞于开口而对医生的问诊应付了事，甚至故意有所隐瞒，那样最终吃亏的还是自己。

现在症状包含的内容也很多，以下我们会逐条来说。

第四节　发热和怕冷知多少

发热，许多地方都称为"发烧"，我们的体温高出正常，或者体温正常，但全身或局部有热的感觉，都称为发热。怕冷，根据添加衣被能不能缓解，又分为两种情况，医学用语称为畏寒或恶寒。畏寒就是虽然怕冷，但多穿点衣服、盖厚一点的被子可以缓解；恶寒也是怕冷，但是穿再多衣服、盖再厚的棉被也还是觉得发冷。发热和怕冷合起来又简称"寒热"。

我们之所以会产生发热和怕冷，主要取决于我们人体的正气是否充足和气机运行是否正常两个方面。因此，医生通过问我们的寒热感觉可以辨识我们体内的正气是否充足、气机哪里出了问题等情况。

发热和怕冷是经常能见到的症状，医生除了询问我们有无发热和怕冷的感觉外，通常还会问这两种感觉是单独存在还是同时并见，发热和怕冷的轻重程度、出现的时间、持续时间的长短等特点及其兼症等。根据发热和怕冷的不同特点，可以有下面 4 种情况。

一、只怕冷而不发热

这种情况中医称为"但寒不热"，常见于外感病，比如感冒（包括西医所说的某些细菌和病毒感染），或者寒邪直接伤及我们的脏腑经络，以及平素体质就是阳气虚弱的人等。前面已经说到，根据患者怕冷感觉的不同特点，又分别称为恶寒、畏寒。

1. 恶寒　有这种症状的人，时时都觉得冷，严重的即使穿着棉袄、盖着几张厚棉被或者用火炉烤着取暖仍会觉得冷，甚至冷得发抖。这往往见于外感病，或是开始发病时，或是受寒邪较重，直接伤及我们的脏腑经络，因为外邪（寒邪最为多见）束缚经脉气血，使得阳气不能由内出外，我们的体表就会得不到自身能量供应的温暖，于是出现恶寒。这个时候由于是外邪在体内，若是外邪出不去，即使再添加衣被，再怎么烤火，仍不能使机体的阳气通达到体表，所以，尽管体表得到外来的温暖，而寒冷感却无明显缓解。

2. 畏寒　有这个症状就不一定是外感病了，这常是虚寒证（体内阳气虚弱，又有寒邪）的表现。这种情况多见于向来体质虚弱或久病、大病的人。因为添加衣被、靠近火炉之后，减少了体内阳气的耗散，或借助外来的热量扶助自身的阳气，可以使阳气暂时恢复，肌表便可以恢复温暖，畏寒即可缓解。

二、但热不寒

但热不寒就是只觉得发热，而没有怕冷的感觉。根据热势轻重、时间长短及其变化规律的不同，又有壮热、潮热、低热的区别。

1. 壮热　也就是我们平时所说的"高烧"，如果测体温的话，肯定超过 39℃，而且持续不退。这通常见于里实热证——某一条经脉的气血因为各种外来的或自身的因素，比如寒邪、湿邪、食积（没有消化完的残余物）、痰饮，尤其是粪便等的阻滞，气机运转不通畅，于是化生郁热，热气蒸发透达到肌肤表面，就表现为体温升高。

2. 潮热　就是像潮水一样，有一定时间节律，定时发热或定时发热加重。既然有一定的时间节律，那么按照发作的不同时间段又有几种情况。

第一，下午 15:00—17:00 体温升高，中医术语叫"阳明潮热"或者称"日晡潮热"，是由于大便不通，化为邪热停留在胃肠，影响了阳气的下降所致。

第二，午后或夜间发热，这种热势较低，往往仅能自我感觉，量体温却并不见升高，有的人会同时觉得心里烦热，手心、足心也发热，这叫"五心烦热"。这是因为阳气不能沉降所致，即术语说的"阳不入阴"或"阳失固密"。阳气为什么不能沉降呢？可能是我们的经络被各种病理产物堵住了，也可能是我们的阴寒太重，阳气便进不去，始终被挡在我们的身体外围，到了夜间本该下沉潜藏的时候却滞留在外面，所以自身会感觉发热。

另外，有的人又会觉得夜间那个热啊，是从骨髓向外透发的感觉，这种现象中医称为"骨蒸潮热"。这其实也是前面所说的"阳失固密"，但情况要更严重，因为骨在中医里是由肾来滋养的，当有热气从骨子里透出来的时候，说明肾的阳气都已经外泄了，而正常人肾中的阳气是不会也不能轻易外泄的，这个时候很容易进一步发展为"虚阳外越"，即体内最根本的阳气本来就已经很虚弱，又被赶出体表，如果不能迅速扭转情况让阳气归位，最终这人就会丧命。

还有一种潮热叫"身热不扬"，它的特点是患者虽然自己感觉很热，但别人用手接触他的肌肤却不觉得热，要用手按在他的皮肤上好一阵子才觉得灼手。这是湿邪凝滞经络脏腑，时间久了就产生郁热的缘故。

3. 低热　即患者发热时间较长，热势比较轻微，体温一般不超过 38℃，有些人又称为微热。低热多出现在那些大病、久病的人，因为经络的阻滞或肾精和阳气的亏虚，使人体阳气不能正常地升、降、出、入，停滞于局部，就蕴生低热。另外，幼儿在气候炎热时发热不已，到了秋天天气转凉时不治自愈，这也属于低热的一种，又叫"小儿夏季热"，是小儿正气不足、不能适应夏天炎热气候所致。

三、恶寒发热

恶寒与发热两种感觉并存，叫作恶寒发热，是外感表证（包括了现在所说的感冒、肺炎等一切外部因素引起的感染性疾病的初始阶段）的主要症状之一。

恶寒的产生机制前面已经说过了，是因为寒邪束缚了我们的经脉气血，使得阳气不能由内出外，我们的体表得不到自身能量供应的结果；而为什么会同时出现发热呢？这是由于有外邪入侵，我们聪明的身体自动调动我们的阳气去抵抗外邪的缘故，也就是古代医书上说的"邪正斗争"。当入侵的邪气越重，只要我们体内的阳气充足，"邪正斗争"就越激烈，发热就会越厉害。所以，我们得了感冒一类疾病的时候如果发热了，不见得就是坏事。

平时我们无论大人、小孩，一见感冒发热就急得不行，甚至就直接拿冰块去外敷，这在短期可能可以降低体温，但更不利于我们身体利用自身正气来抗邪外出，甚至会导致外邪深入体内，长期盘踞，使得病情缠绵难愈。

医生往往还会问患者恶寒和发热哪个轻、哪个重，根据恶寒和发热的偏重不同，他们可推测患者体内的外邪和正气的盛衰变化。一般地说，外邪轻而正气旺盛，恶寒发热的程度就比较轻；外邪强大且正气也充实，恶寒发热就重；外邪猖狂而正气虚弱的话，就恶寒比较重、发热比较轻。

四、寒热往来

寒热往来也就是恶寒与发热交替轮流发作，恶寒的时候只觉得怕冷，但不发热；发热的时候就只觉得热，却不恶寒。

怕冷和发热出现的时间界线很分明，一日或轮流发作一次，或交错发作数次不准。在《伤寒论》中，被后人誉为"医圣"的张仲景把这种症状归为"少阳病"，认为主要是因为外邪侵入我们人体，在由表入里的过程中，邪气停留于半表半里之间，既不能完全入里，正气又不能抗邪外出，这时邪气不太强，正气也不弱，正邪相争处于相持阶段，正气胜而邪气弱就会发热，邪气胜而正气衰就会恶寒，一胜一负，一进一退，所以会出现寒热往来。疟疾也可以有这种典型的寒热交替现象。

第五节　出汗的秘密

我们在过劳、剧烈运动、环境或饮食过热、情绪紧张等情况下都会出汗，这属于正常现象。那么汗是怎么形成的呢？

中医认为，汗是我们人身的阳气把体内的津液经肌表蒸腾出来而形成的。但当我们的身体发生疾病时，各种因素影响了阳气的通行，汗的生成与调节也随之出现问题，便可引起不正常的出汗。

我们的身体生病时，如果出汗，会有两种可能的结果，一是致病的邪气可以随着汗液的外出而排出体外，使得我们的机体趋于恢复健康，这属于机体抗邪的正常反应；再有就是因为汗是阳气蒸腾津液所生成的，过度地出汗会耗伤津液，甚至导致我们的阳气也变得虚弱，造成消化、循环系统等也出问题，从而形成病态的恶性循环的严重后果。既然出汗的情况关系这么大，医生为了推知我们身体中有没有邪气，我们的阳气和津液有没有受损，阳气的通行和工作是否正常，就不得不问了。

我们有没有出汗，出汗的时间、部位，汗量有多少，出汗的特点、主要兼症以及出汗后症状的变化，这些都能反映我们体内邪气、阳气和津液的变化，医生问汗也主要就问这些内容。根据汗的有无以及出汗的特点，常见有以下几种情况。

一、无汗

全身都没有汗，如果兼见怕冷、鼻塞、头痛，就是外感病，比如普通的风寒感冒，因为邪气郁在肌表，阳气不能宣发通达，汗是出不来的；如果兼见皮肤、口唇干燥甚至干皱、干裂，就是各种原因导致的津液受损，中医术语叫"阴液亏虚"或"阴津不足"。有些病久的人，若出现无汗，病机会复杂一点，可能是心肺功能不好，也可能是气血虚弱。

二、有汗

这里说的当然是病理状态下的出汗。根据出汗特点和兼见症状的不同，也有多种情况。

假如我们容易出汗，伴有发热、怕风等症状，病程也短，首先考虑外感风邪表虚证。若大汗淋漓，伴有高热、面色红、口渴饮冷水，属实热证，是里热郁炽、蒸腾津液外泄所致。

若是浑身冒冷汗，或出的汗摸起来像油一样，还有呼吸喘促、面色苍白、四肢冰凉等，这种出汗常称为"脱汗""绝汗"，是久病重病正气大伤，阳气外脱，津液大泄，是一种危险证候，预后很差。

白天经常汗出不止，活动后更明显，称为"自汗"，常常伴有精神差、没力气，连说话都懒得多说，或怕冷、手脚冰凉等症状，这往往是因阳虚或气虚不能固护肌表，腠理疏松、津液外泄所致。

如果睡觉时出汗，醒了汗就停，称为"盗汗"，多伴有潮热、颧红、五心烦热、舌红、脉细数等症状，是阳气不能收敛、虚亢在外的表现。

还有一种"战汗"，即患者先觉得发冷发抖，表情痛苦，挣扎一番后便出汗，这多见于外感热病邪正斗争激烈的时候，是病情发展的转折点——倘若出汗后热退了，人安静了，便是正气战胜了邪气，病情减轻转愈；反过来，战汗之后仍然发热，人又烦躁，说明正气虚弱，不能胜邪，疾病进一步恶化。

三、局部出汗

1. **头汗**　就是仅头部或头颈部出汗较多，亦称为"但头汗出"，是我们身体的中、上部（属于"中、上二焦"）有郁热，然后逼津外泄的缘故。有时候病危的人也会见到头部汗出，却是虚阳浮越于上了，很快就会"阴阳离绝"而结束生命。

2. **半身汗**　指半侧身体有汗，或半侧身体经常无汗，或上部或下部，或左边或右边。这是因为有病变的那一半身体的经络闭阻、气血运行不畅所致，常见于中风先兆、中风、痿证、截瘫等病。

3. **手足汗**　即手心、足心出汗较多。这样的人是阳气浮在肢表，不能收纳到他的身体内部，常常可兼见手心、足心发热、心烦、睡不着觉等阳气不能收藏温养的表现。另外，还可见于湿热患者，比如脚气患者。

第六节　疼痛定位

医生通过询问周身的疼痛主要是要了解我们身体是哪个脏器出现了问题，寻找打开引起疼痛的"钥匙"。询问一般是按从头至足的顺序，逐一进行询问。那么先了解一下疼痛吧。

一、疼痛

疼痛是非常常见的一种自我感觉症状，但疼痛产生的起因、特点、部位、时间等却是我们很少关注的，而往往就是这些细节问题可以提示我们身体有什么病变。

（一）疼痛的起因

可以引起疼痛的原因非常多,比如吃的东西太杂之后引起腹痛、过度劳累后引起腰痛、跌撞倒了引起受伤部位的肿痛等。凡事都是有起因的,发病也一样,了解了起因,对我们判断病情轻重和病证性质会很有帮助。

还拿上面的例子说,因为乱吃东西引起的腹痛,常常起病突然,兼见腹胀或腹泻,中医辨证的话是有食滞伤胃的实证,如果我们平时身体一向健康的话,那么这时病情预后一般比较好,不会有什么大的问题。而由于过度劳累导致的腰痛就不一样了,这属于耗损得太过,多数属于虚证,痛起来也多是隐隐作痛,病程缠绵难愈,容易反复发作。

中医对疼痛的辨证首先要分清是虚是实。实证的,叫"不通则痛",一般是经络脏腑气血出现了瘀滞,堵住了,所以痛,而且往往兼见肿、胀;虚证的,称为"不荣则痛",是脏腑气血、阴阳亏虚,脏器组织缺乏充足的营养所致。

所以,在概括疼痛的起因时,即使有千种万种不同,也可以归结为实和虚两大类。实,是针对邪实而言,即有外来的邪气,或者有我们自身机体产生的种种病理产物(比如痰、瘀血等);虚,是针对我们机体各种营养和能量的供应不足来说的,而中医又把我们人体所需要的各种营养和能量总括为气血和阴阳,因而可以说是我们身体的气虚或血虚、阴虚或阳虚,甚或气、血、阴、阳都亏虚。

（二）疼痛的特点

既然疼痛的起因有种种不同,那么疼痛发作起来有不同的特点也就不足为奇。我们常见的疼痛按特点不同可以分为以下几类。

1. 胀痛　疼痛伴有胀感，即是胀痛。在身体各部位都可以出现，但以胸胁、胃脘、腹部较为多见。多数是因为有形实邪——即有形质的病理产物或外来物，比如消化不良的食物、痰饮等郁滞在局部，导致我们的气机升、降、出、入出现障碍所造成的。

2. 刺痛　疼痛如针刺，称为刺痛。这种疼痛的范围一般较小，部位也固定不移。刺痛是瘀血为患的典型特征。全身各处都可以出现刺痛症状，但以胸胁、胃脘、小腹、少腹部最为多见。

3. 绞痛　这一类型的疼痛发作起来就像身体某个部位的组织或脏器被用力拧绞一样，疼痛非常剧烈，严重的可以让人晕死过去。最常见的病因是有形实邪突然阻塞经络、闭阻气机，或寒邪侵入脏腑，气机闭塞，导致局部血流不畅。心脏、胆管、胃肠道及输尿管等突然有病理产物的梗阻，都可以见到这些器官组织所对应部位的绞痛。我们常说的痛如心绞，说的就是心绞痛，就是由寒邪、瘀血等阻滞经脉，导致心肌梗死、供血不足引起的。

4. 串痛　疼痛部位游走不定或走窜攻痛叫串痛。用我们老百姓的话说，就是这个疼痛会到处跑，一会儿左边痛，一会儿右边痛，一会儿腰痛，一会儿脚痛。中医认为，这是风邪侵入我们机体的经络关节，或者我们身体的局部气机阻滞，才会出现这种情况，风湿病最多见。

5. 掣痛　疼痛的地方感觉像被什么东西抽掣着或者牵扯着，称为掣痛。此种疼痛所发部位多呈条状或放射状，或有起止点。有牵扯感往往是由筋脉失养或经络有寒邪而阻滞不通所致，可见于胸痹（包括西医说的心肌梗死、冠心病等）、外伤及手术受伤等。

6. 灼痛　疼痛并兼有烧灼、热辣的感觉，就是灼痛。胃脘部灼痛最为常见，其次多见于外科疮疡病。中医认为，这是局部经脉气机不畅、蕴生郁热所致。

7. 冷痛　即感觉疼痛而且发凉，是因寒凝筋脉或阳气不足而致，有风湿病和虚劳的人比较多见。

8. 重痛　疼痛而且伴有沉重感，称重痛，多见于头部、四肢及腰部。中医认为，这是湿邪困阻气机而致，风湿病及感受风湿所致的感冒都可以见到。

9. 空痛　痛而又有空虚的感觉，称空痛。胃部、腹部、头部较多见，常常喜欢用手去按、去温暖疼痛部位。一般是精血不足或者阳虚所致。

10. 隐痛　指疼痛轻微隐约，似有似无，绵绵不肯罢休。气血不足，或阳气虚弱，引起经脉气血运行迟缓、滞涩，是导致隐痛的原因和机理。因为这种疼痛发作可能是断断续续的，总的持续时间较长，疾病的形势看着也不太重，容易让人不以为意，但到最后常会酿生大的病变。

（三）疼痛的部位

这涉及解剖知识和中医的经络理论。根据疼痛所在的部位，医生可以判断疾病的位置及相应经络脏腑的气机变化情况。

1. 头痛　无论是整个头部还是头的前后、左右或顶部的疼痛，都叫头痛。但是头部的不同部位所属的经络是不同的，不同部位疼痛，病变所在的经脉也就不同。

部位	诊断
前额部连眉棱骨痛	属阳明经头痛
后头部连项痛	属太阳经头痛
巅顶痛	属厥阴经头痛
头侧痛	属少阳经头痛

病变经脉不同，针灸所选穴位和内服中药所选引经药就不同。从头部的器官组织来看，脑（包括脑血管）及眼、耳、鼻、口等五官的病变都可以导致头痛。临床中最多见的头痛，除了普通感冒外，脑（包括脑血管）的病变（比如中风）和高血压所致的头痛是最多见的，其次是五官的一些慢性炎症，比如鼻炎，还有就是脑或五官的肿瘤。但无论是什么器官组织发生什么样的病变，只要经络被阻滞了，影响了气机的升降，就会头痛。

2. 胸痛　可以是胸部正中，也可以是胸部的两侧疼痛。胸部的脏器主要是心和肺，所以胸痛多是心、肺出了问题。中医认为，"肺主气，心主血"，因而导致胸痛的病因和机理多是气与血出了问题，要么是气滞或血瘀，要么就是气血亏虚。疼痛发生在胸部左下侧或正中，都要首先考虑是心脏的问题，特别是胸痛伴有憋闷的感觉，或疼痛可以牵引到肩臂的，很可能是现在所说的心肌供血不足或梗死，中医叫"胸痹"，也是因为寒邪、痰浊等阻滞使得心脉气血运行不畅而造成的。如果胸痛伴有咳嗽、发热等感冒症状，就首先要考虑是肺部感染，在中医看来也是因外邪的入侵、郁滞所致。

3. 胁痛　有胀痛、灼痛、刺痛、窜痛等。肝胆位于右胁，而两胁均为肝胆二经分布的部位。询问胁部的异常变化，主要可以了解肝胆及其经脉的病变。

症状	诊断
胁胀痛，太息易怒	多为肝气郁结
胁肋灼痛，面红目赤	多为肝火郁滞
胁肋胀痛，身目发黄	多为肝胆湿热
胁部刺痛，固定不移	多为瘀血阻滞

4. 胃痛　如胀痛、灼痛、冷痛、隐痛、刺痛等，同时常表现为与饮食、寒热有密切关系。

症状	诊断
胃冷痛剧烈	属寒邪犯胃
胃灼热疼痛，口臭便秘	属胃火炽盛
胃胀痛、嗳气	属胃腑气滞
胃隐痛，喜暖喜按，呕吐清水	属胃阳虚
胃灼痛嘈杂，饥不欲食	属胃阴虚
胃刺痛，痛有定处	属胃中血瘀

5. 腹痛　腹部的范围挺大的，根据脏腑和经络系统，中医一般把腹部分为大腹、小腹、少腹三部分。肚脐周围称为脐腹，又有人称"脐周"，属脾与小肠。脐以上统称大腹，包括胃脘部、左上腹、右上腹，属脾胃及肝胆。脐以下为小腹，属膀胱、胞宫（即子宫）、大肠、小肠。小腹两侧为少腹，是肝经经脉所经过的地方。根据疼痛的不同部位，可以测知疾病所在的脏腑经络。因为腹部有肝胆、脾胃、大肠、小肠、膀胱、子宫等脏腑组织，所以但凡这些脏腑的气血运行不畅都可导致腹痛。此外，消化不良、大便秘结及尿潴留都会出现腹痛。对女性来说，还要考虑妇科的问题，月经病、盆腔炎等也可以见到腹痛。

6. 腰痛　根据腰痛不同症状，以确定腰痛性质。

症状	诊断
腰部绵绵作痛，酸软无力	属肾虚腰痛
腰部冷痛沉重，阴雨天加剧	属寒湿腰痛
腰部痛如针刺，痛处固定不移，拒按，活动受限	属瘀血腰痛

7. 背痛　背部是足太阳膀胱经和督脉所掌控的地盘，所以这两条经脉的气血不通了就会出现背痛，如背痛连及头项，伴有鼻塞、流涕等外感表证，是风寒外邪侵入太阳经；脊骨空痛，不可俯仰，则是精气亏虚，督脉受损。此外，心、肺、肝、脾等脏腑有病变也可以出现疼痛牵及背部，比如心绞痛，可以"心痛彻背，背痛彻心"；肝癌疼痛，也往往牵及后背右侧。

8. 四肢痛　即双上肢和双下肢出现疼痛。如果是手、脚的局部疼痛，一般为外伤或劳损，比如扭伤或跌撞受伤，还有某些关节的非感染性炎症，如"鼠标手""网球肘"等。如果四肢都疼痛，多由风寒湿邪侵犯经络、肌肉、关节，阻碍其气血运行所致，可以见于风寒感冒和痹证（包括类风湿关节炎和痛风等）。

9. 周身痛　指四肢、腰背等处浑身都有疼痛的感觉。如突然发病，周身酸重疼痛，且伴有鼻塞、咳嗽等外感表证，属于风、寒、湿等外邪束缚肌表所致；若久病卧床周身疼痛，为气血亏虚，经脉不畅，多见于癌症晚期。

需要强调的是，虽然定位很重要，搞清楚是哪个脏器组织出了什么问题也是有必要的，但从中医角度来看，人的身体是一个有机整体，我们不能仅仅盯着有病变、有疼痛的部位，而要从整体的气机去考虑，由某个部位的疼痛就可以推测我们的气机哪里出了问题。像前面说到的胃痛，疼痛是在胃部不错，但有可能是我们生气得太厉害，肝气郁结，进而影响到胃的气机，所以病根是在我们的肝，而不是在胃。中医自古就强调不要"头痛医头、脚痛医脚"，就是这个道理。

第七节　周身其他不适

周身其他不适，是指浑身上下除疼痛以外的其他症状。常见的有头晕、目眩、目涩、视力减退、耳鸣、耳聋、重听、胸闷、心悸、腹胀、麻木等。

一、头晕

头晕即感觉看东西昏花旋转，轻的闭上眼睛可以缓解，重的则感觉天旋地转，不能站立，闭眼也不能缓解。中医认为，是外邪侵入或脏腑功能失调引起经络阻滞，阳气升不上去或阳气升上去了却被隔闭在上面化为邪热，造成邪扰脑府或脑府失养而头晕。

二、目痛、目眩、目涩、雀目

1. 目痛　即眼睛痛，如果加上眼白发红或布满血丝，可能是肝火上炎，但更多见的是肝阳虚亢，即阳气在肝经的时候只升不降，浮在上部，而原因则多是过度生气和熬夜；目赤肿痛，怕光又多分泌物，多是因为风热邪毒侵犯所致；若是眼睛胀痛较剧烈，兼见头痛、恶心呕吐、瞳孔散大，应该考虑青光眼。

2. 目眩　是指眼睛看东西的时候觉得昏花迷乱，"满天星星"，或者眼前有黑花闪烁、阵阵晕暗的感觉。这往往是经脉阻塞不通、气血无法上行脑窍、目睛失养而致。

3. 目涩　指眼睛干燥涩滞，或像有异物进入眼睛的感觉。可能是肝火上亢，也可能是血虚阴亏而造成的。

4. 雀目　指一到黄昏就看不清东西，到了天亮视觉又恢复正常，又称夜盲。多因肝血不足或肾阴亏虚，眼睛失养所致，所以在治疗时要调理肝肾，仅仅靠眼药水是不行的，只治其表，未治其本。

三、耳鸣、耳聋

1. **耳鸣** 耳朵里嗡嗡作响，像蝉鸣或潮水声，可能是一侧耳朵响，也可能是两侧耳朵同时鸣响，可能一天发作几次，也可能持续不停地响，这就是耳鸣。中医对这一问题（其实所有问题都可以而且应该这样）首先要求分清是虚证还是实证。虚证，是肾精不足，耳窍失养；实证，是有外邪（寒邪最多见）或瘀血、痰湿等阻滞经脉，使得气血只升不降或是只降不升，耳窍闭阻不能得到营养，耳鸣才会发作。

2. **耳聋** 即听力下降甚至听觉丧失，常由耳鸣发展而成。如果是突发耳聋，多属实证，因邪气蒙蔽清窍，清窍失养所致；若是渐进性的耳聋，多属虚证，常常由脏腑精气过度消耗而成。一般来说，耳聋是虚证多而实证少，实证易治，虚证难治。

四、胸闷

胸部有堵塞、满闷、不舒服的感觉，称为胸闷，中医术语又称"胸痹""胸满"，是胸部气机不通畅所致，常见于心、肺的病变，可以由气滞、血瘀、痰湿、寒邪等引起。

五、心悸

心悸又称"心慌"，即在正常情况下，自己感觉心跳加快，焦虑不安，不能自控。引起心慌的原因很多，主要是寒邪、瘀血、痰浊等阻塞了经脉，使得阳气不能在心脉通行，造成心失所养、心神浮动所致。

六、腹胀

腹部饱胀、满闷，甚至像有东西支撑着的感觉，有的可以见到腹部增大。不同部位的腹胀提示不同病变，如上腹部胀，多属脾胃病变；小腹部胀，多属膀胱病变；胁下部胀，多属肝胆病变。无论是什么原因所引起的腹胀，归根到底都是腹部的气机运行出了障碍。

七、麻木

麻木是感觉异常或知觉减弱甚至消失的一种症状，多见于头面、四肢，为气血不足或风痰湿邪、瘀血等阻滞经脉，使肌肤得不到充足的气血营养而致。

第八节　问饮食、口味

中医对患者的饮食情况是非常关注的。饮食，包括饮和食两方面，扩展开来，就包括了口渴与否、饮水、食欲和进食量、口味嗜好等几个方面。因为口腔内有无异常的味觉和气味也与饮食有一定的关系，所以，口中有无异味等也归入此项。

一、口渴与饮水的情况

这对了解我们阳气的盛衰和升、降、出、入是否正常有帮助。

1. **口不渴**　正常情况下说明我们消耗少，病理情况下则说明我们的阳气不足或者有痰湿、寒邪等阴性的证候。

2. **口渴**　要么是消耗得太多，津液不足，这常常是我们的阳气在往下降的过程中出了问题，郁结在局部化为热证，多数可以兼见喜欢喝水；要么是我们的阳气往上升的时候受到阻滞，因为阳气不能通行，水液的输布也就出现了障碍，不能往上滋润口舌而出现口渴，而且口渴了还不喜欢喝水——因为实质上并不缺水。

二、食欲与食量

根据我们的食欲与食量，医生可以判断我们脾胃功能的强弱、疾病的轻重及预后。

症状		诊断
食欲减退：不思进食或甚则厌食	食量少，兼见消瘦乏力	属脾胃气虚
	胃闷，兼见头身困重	属湿邪困脾
	食少、厌油食，兼见胁痛	属肝胆郁热犯胃
	厌食，兼见嗳气酸腐	属食滞内停
多食易饥：患者食欲过于旺盛，食后不久即感饥饿，进食量多	身体反见消瘦，兼见口臭便秘，舌红苔黄	属胃火亢盛所致
	兼形肥体胖，大便溏泻	属胃强脾虚

另外，妇女妊娠（即怀孕）初期，也可以出现厌食、呕吐，若是呕吐比较严重，也是一种病态，中医称为"妊娠恶阻"，是胃气不降所致。有些人会嗜食或讨厌某种口味的食物，比如厌油腻和甜品，常常是脾虚湿盛的表现，而喜欢辛辣的人，多数是脾胃虚寒或体内寒湿较重。

有的小孩可能会嗜食某种异物——比如会喜欢吃泥土、生米等奇怪的东西，这往往是有虫积。若妇女停经而嗜食酸味，则可能是怀孕的表现。进食情况如何也是值得我们关注的，如患者喜欢吃温热的东西，一般是寒证；喜欢吃生冷的话，一般是热证。进食后比较舒服，多属虚证；进食后病情加重，多属实证或虚中夹实证。

整个疾病过程中，食欲渐渐变好，表示胃气慢慢恢复，预后良好；相反，食欲渐退，食量渐减，表示胃气渐衰，预后就较差。假若病重的人本来是不能进食的，突然像是胃口好了起来，吃得很多，是脾胃的气将要灭绝的危象，称"除中"，实际上是中气衰败，死亡前兆，属"回光返照"的一种表现。

三、口味

口味，是指我们口腔中的异常味觉。中医可通过患者口腔中异常的味道来判断你的身体状况。

1. **口气酸臭**　往往是伤食或胃气不降、化生郁热的缘故，调理脾胃，口臭自然而然就能解决。

2. **口甜**　有些人会感觉口中甜甜的，多是脾胃湿热、肝脾疾火内蕴所致，多见于糖尿病和消化功能紊乱。

3. **口酸**　中医认为是胆、胃的气机不降反升，多见于慢性胃炎、胆汁反流性胃炎、胃及十二指肠溃疡，多由情绪因素所造成。

4. **口苦**　多由肝气郁滞久而化火或心火、胃火旺盛所致，多见于急、慢性肝炎，胆囊炎、胆结石、心脏病等。

5. **口咸**　中医认为多是肾虚，肾气不能收藏精气，虚火上浮所致，多见于神经衰弱、慢性肾炎。

6. **口淡**　就是感觉口中无味，中医认为是脾胃虚寒、运化无力所致，多见于消化系统的消化不良疾病。

7. **口臭**　中医认为是胃内饮食停滞、浊气上逆所致，多见于口腔疾患及消化不良，如口腔炎、咽炎、牙龈炎、口腔溃疡、龋齿、胃炎、胃及十二指肠溃疡、胃癌等。

8. **口辣**　中医认为是肺热或胃火上炎所致，多见于高血压、神经衰弱、更年期综合征、干燥综合征。

当然，口中异味还与饮食、饮酒、吸烟、睡眠以及一些药物有关，当口中出现异味时，不要忽视有可能是一些疾病的初期，及时就医，找出原因，及早根治，待到后期，调理起来比较麻烦。

第九节　问睡眠

睡眠其实是我们的身体对自己进行休整。我们从早上开始一直工作、思考、活动，不断地让我们的"精"气化为"神"，为我们的生活行动提供能量支持，到晚上就应该将"神"收起来，重新让气转化成为"精"，为第二天的活动储备能源。睡眠就是后面把"神"收起来，让气转化为"精"的这个过程。所以，如果睡眠出了问题，肯定会影响第二天的工作活动。那么睡眠不好都有哪些问题呢？又是什么导致我们的睡眠出了问题呢？失眠、多梦、嗜睡，是睡眠最常见的几个问题。

1. 失眠　又称"不寐""不得眠"，经常性地入睡困难，或睡着了很容易醒，醒了难以再次入睡，甚至彻夜不眠，这就是失眠。

为什么会失眠？因为我们的"神"收不起来，比如明天有什么喜事，特别兴奋，比如因为爱恨情仇，左思右想，心烦意乱，这时我们的"神"肯定是游荡着的。

还有一种可能就是我们的"神"是收起来了，可是我们的气不能转化为"精"，因为我们的经络被痰湿、瘀血、外邪等堵住了，气不能往下沉，也就无法转变成"精"，就睡得不好。

2. 多梦　偶尔做梦，不属病态，如果经常做梦，而且因为做梦影响到我们的睡眠质量，影响到我们的正常生活，那肯定是病态了。关于梦，中医有详细的解析，后文再详谈。

3. 嗜睡　总是觉得很疲乏困倦，整日都想睡觉，经常会不由自主地入睡，这种情况一般见于老年人或者病得比较重的人。轻的神志、意识都还清楚，有人叫的话能被叫醒，只是精神处于一种极度疲惫、似睡而非睡的状态，中医称为"但欲寐"。重的话日夜沉睡，神识朦胧，被人喊了也不知道对答，中医称为"昏睡"。阳气虚衰和经脉不通是导致嗜睡最常见的原因。

症状	病机
不易入睡，兼心烦、潮热、腰膝酸软	属心肾不交
睡后易醒，乏力	属心脾两虚
失眠而夜卧不安，兼胃闷嗳气，舌苔厚腻	属肠胃不和
困倦易睡，兼见头目昏沉	属痰湿困脾
饭后神疲困倦易睡，兼见形体衰弱	属脾气虚弱
极度衰惫，困倦易睡，肢冷	属心肾阳衰

第十节　问二便

二便，即大便、小便。大便、小便的性状、颜色、气味、便量的多少、排便的时间、两次排便的间隔时间、排便时的感觉等，都是我们要关注的。

一、大便

健康人一般1天或2天大便一次，为黄色成形（条状）软便，没有过度的臭味或其他气味，排便顺利通畅，粪质不黏，容易冲擦，凡不符合这些描述的，多多少少都是有问题的。

大便次数增多为腹泻，排便间隔时间缩短，次数增多，每天三四次以上，往往大便稀烂不成形，甚至是水一样的，这与饮食、体质密切相关，一般都是因为脾胃虚寒，寒湿损伤脾胃所致。若长期腹泻，会导致大便失禁，自行滑出，称为"滑泻"，病到这时，脾肾的阳气已经极度虚弱了。

排便次数减少，粪便在肠内滞留过久，排便间隔时间延长，四至七天以上排便一次，称为便秘，通常是由于气血亏虚、寒邪凝滞而肠道气机不降所致。如果气机郁滞时间久了化生热毒，大便就会更加难以排出。

我们可能还会在排便时出现各种不适的感觉，比如肛门有烧灼感，是由于大肠气机不降、湿热蕴结而致；排便不爽，即排便不通畅爽快而有滞涩难尽之感，是因肝郁、湿邪阻滞等引起肠道气机不畅所致；感觉紧急得不可忍耐，但等蹲下去了量却极少，肛门重坠，排便不爽，似有大便却又排不出来，这叫里急后重，是痢疾中的一个主症，是湿热邪毒内阻，肠道气滞所致；另外，如果肛门有重坠向下的感觉，往往是因脾气虚衰、中气下陷而致，是脱肛的前兆。

二、小便

健康人在一般情况下，一昼夜排尿量为1 000~1 800毫升，排尿次数白天3~5次，夜间0~1次。排尿次数、尿量，可受饮水、气温、出汗、年龄等因素的影响而略有不同。受疾病的影响，若我们体内的津液、气血不足，阳气虚衰，气化功能失常，排尿次数、尿量及排尿时的感觉就会出现异常情况。

寒邪的入侵，可以使气机受到凝束；肾阳虚衰，热量不够，会影响我们体内的津液转化为气，不能气化的津液就会以水液状态排出体外，这样我们的尿量就会变多。所以，尿量变多，一般是虚证、寒证。尿量减少也同样可以见于虚证、寒证，因为我们的体液要转化为尿，也是需要热能的，而虚寒可以导致我们的热能不足以或者不能化津液为尿。当然，喝的水少，机体津液亏乏，尿液化源不足，或尿道有沙石等阻滞，也可以出现尿少，甚至无尿。

排尿次数增多，即尿频，要视情况分析，如果尿量也多，那其实就是多尿了，病理机制跟上面所说一样，阳虚证、寒证的比较多；但如果尿频却又尿量少，就不一样了，这常是局部有邪气阻滞的表现，或寒邪，或湿邪，或郁热，大体相当于西医的尿路感染，可以同时见到排尿时尿道疼痛。排尿次数减少，尿量肯定就少，跟尿少的发生机理是相同的。

另外，有些特殊的症状，比如尿中有沙石、或有血，多见于尿路结石，如果单单是尿血，要考虑是癌症的可能。还有小便失禁、遗尿（即俗话称尿床）、尿闭，一般都不只是尿路的病变，而多是因其他病变引起的，比如中风等脑部的疾病，中老年人比较多见。

第十一节　问女性经带

一般正常的女性都有月经，有白带，要怀孕、产育婴儿，如果这些本来属于女性正常的生理活动出现问题，就是妇产科疾病了。对于成年女性，月经、白带的正常与否是医生必须了解的。

一、月经

不得不说，或许是教育的缺失，许多成年女性对什么样的月经才是正常的这个问题搞不清楚，有些人因为从小月经就不正常，比如有血块、经行腹痛等，甚至一辈子都认为自己是没有病的，错把病态的月经伴随症状当作正常月经必有的现象。正常的月经应该是每次相隔时间为 28~32 天，出血量平均为 50 毫升，经血可以是鲜红色或略呈暗红色的，没有血块，不会出现经行腹痛、腰痛、腰酸等症状。

经期表现与机理分析如下。

经期	病机
月经先期：月经周期提前 8~9 天以上	因血热或气虚不能摄血而致
月经后期：月经周期错后 8~9 天以上	由血寒、血虚、血瘀、脾肾亏虚等所导致
月经前后不定期：月经前后不定，差错在 8~9 天以上	因气郁、脾肾虚损失调所致
经前小腹胀痛	多因气滞血瘀所致
经后小腹隐痛	多因气血不足或肾虚、胞络失养所致
行经小腹冷痛	多因寒凝经脉所致
月经应来不来，或曾来而中断，闭止 3 个月以上	多由血瘀、肝气郁结、虚劳等疾病引起

月经出血量每次都超过 80 毫升的，就是月经过多，血热、瘀血内阻、气虚不摄是较常见的原因。若每次月经量都少于 30 毫升，

则是月经过少，寒阻经络、气血亏虚，或血瘀，都可以造成月经量偏少。

月经颜色暗黑，甚至紫黑色的，属于病态，常常是因为有寒邪侵入子宫。正常月经经血是不凝固的，如果有血块，也是病态，最常见的原因为嗜食生冷冰棍儿，或者血瘀阻滞经络所致。

在月经期或行经前后，如果出现小腹部疼痛或腰部酸痛，称为痛经，主要是寒邪或者肝郁气滞导致气血运行不畅所致。

另外有一个问题是不得不提的，因为现在有越来越严重的趋势，那就是闭经。年龄超过 16 岁的女性，月经没来；或正常月经建立后，月经中断 6 个月，或按自身原有月经周期计算停止 3 个周期以上者，就是闭经。闭经可以导致不孕。导致闭经的原因主要是痰湿、血瘀、肾虚、气血虚弱、宫寒等。

二、白带

应注意白带量的多少、色、质和气味等。凡是白带色白而清稀、无臭味的，属于阳气虚衰；带下色黄或赤，黏稠臭秽，为湿兼郁热；若带下色白量多，淋漓不绝，清稀如涕，属寒湿；白带中混有血液的，叫赤白带，须警醒是不是癌症。

第十二节　寻梦断病

常言道：日有所思，夜有所梦。从梦中能断出疾病吗？这不是周公解梦吗？最早这套问梦知病的诊法得之于我的导师，他是北京中医药大学方剂教研室的许文忠教授，他在诊病的时候问一下主要症状，然后就开始问做什么梦，随手就处方，效果还极佳。关于梦与疾病的关系，中医有着一套完整的理论。能预兆人体病变的梦，中医称之为"梦证"，是由于人体的阴阳五行失调而造成的。根据梦境，来推断出人体哪一部位不和，并加以辨证施治，即为梦诊，这是中医非常传统的一种诊法。

中医学认为，人与自然是一体的，环境的变化会引起人体内在脏腑的感应，通过梦象反映出来。梦象虽然是心神活动，但神的变化与形体密不可分，由此可以了解脏腑气血阴阳的变化，进而了解全身各个组织的变化。

《黄帝内经》是第一部从梦象中探寻疾病的医书，它指出由于五脏、五声、五音、五色、五行相合，由此可以推导出产生梦境的生理及病理原因，阐述了梦的本质和特征。

《千金要方》中有言："善诊候者，亦可深思梦意，乃尽善尽美矣。"梦兆辨证的理论依据是梦兆对应于藏象，其推理演绎的工具是阴阳五行学说，根据阴阳五行学说对梦兆进行解析归纳，推导出梦兆与脏腑气血阴阳盈亏的关系。

梦诊虽然是一种诊法，需要说明的是，如果还不能详细解读梦，就不要单独使用此方法，它必须与中医传统的望、闻、问、切四诊相互配合，综合分析，才能做出正确的诊断。

《黄帝内经》中的梦境与疾病

在"压力山大"的社会压力下，身体不好的人很多，气血失常、五脏六腑偏盛偏衰，失去平衡，就会梦扰纷纭，那么中医是怎么解读梦境与疾病关系的呢？

阴阳篇： 水为阴，阴气盛则梦大水而恐惧。火为阳，阳气盛则梦大火而燔灼。阴阳俱盛的话则梦见与人相杀毁伤。

气盛篇： 梦烦躁、易怒，为肝气盛；梦腾空飞翔，为肺气盛；梦唱歌、身体重或难以活动，为脾气盛；梦哭泣恐惧，为肺气盛；梦欢笑不休，为心气盛；梦众人聚集，为腹中有小虫；梦众人打架损伤，为腹中长虫多。

气虚篇： 梦白色物品、悲惨之事、丧事、杀人、流血，为肺气虚；梦见游泳、冰天雪地、下河抓鱼、下雨打伞、溺水，为肾气虚；梦见奇花异草、茂密森林、香菌蘑菇、深山大树，为肝气虚；梦见饮食不足、饥饿难当、填土埋砖、盖房造屋，为脾气虚；梦见火烧纸焚、太阳雷电、着火救火、男人生殖器，为心气虚。

邪气篇： 梦山丘烟火弥漫，为邪气客心；梦连绵丘陵和巨大湖泽，为邪气客脾；梦飞扬腾跃，为邪气犯肺；梦见深水潭或浸在水中，为邪气犯肾；梦见到处游荡，为邪气犯膀胱；梦见身在田野中，为邪气犯大肠；梦见身处在众人聚集的交通要道，为邪气犯小肠；梦见性交，为邪气犯阴器；梦见行走而不能前进，为邪气侵犯到胫；梦见小便，为邪气犯膀胱；梦见大便，为邪气犯直肠；梦见行跪拜之礼，为邪气犯肢体。

体滞篇： 梦见尽力说话而不出，多为口中含物；身下垫着带子而睡则梦蛇；梦见虎豹，多因背下不平；梦见身体倒悬，多因头发被牵；梦见与情人亲密性交，多为膀胱憋尿。

由此可见，那些晚上看似光怪陆离的梦境，对于普通人来讲，或许没有太多实际用途，只是闲余拿来做饭后谈资吧。殊不知早在几千年前中国古代的医学家们就对梦境和身心健康之间已经做了详细的观察与记载，这不能不令人感到惊奇。在几千年后的今天，我们掌握了它，依然适用，当身体出现问题的时候，会以梦的形式来提示我们，"有诸内，必形诸外"。梦就像我们身体里的一面镜子，可以照出我们身、心的健康状况。当我们了解了方法，能以正确方式来解读梦境的话，便会及早发现身体的问题，及早调理，防患于未然，解梦断病不是神话。

中西结合的释梦原则

梦可分为生理性和病理性。生理性梦包括幻梦、再现梦和灵感梦，是白天在大脑中留下痕迹的重现，也包括心理受到外界刺激所致，一般为良性梦，可起到心理平衡、心理宣泄及心理预测等作用。

病理性梦的产生多为内源性，往往来源于体内潜伏性病灶产生的信息，多为噩梦。

梦对健康的预兆意义，中医主要通过阴阳理论、五行理论、藏象理论来分析。结合现代心理学的研究成果，可以用以下原则进行释梦。

问梦原则

梦虽然是心神活动，但神魂的变化与脏腑阴阳气血的变化密切相关。梦诊的要素包括以下几点。

1. 辨梦的有无　指问梦者能否记住或醒来后有所感觉的梦。

针对不同疾病，从梦的有无可以了解病情轻重和气血情况。

2. **辨梦因**　通过问梦的情况，弄清每个梦形成的原因。了解多梦是情绪刺激引起，还是体内脏腑气血失调所致，可以更有针对性地进行治疗。

3. **辨梦量**　问醒后梦者自我感觉做梦的多少，需要结合梦境综合分析，例如平时很少做梦，突然做了很多内容恐怖的梦，提示身体可能出现了病变。

4. **辨梦境**　对梦境的内容进行详细分析，定好脏腑和气血的盛衰。例如梦见白色，或者梦飞，提示可能患有肺部疾病。

梦诊注意事项：收集资料要全面。不仅是梦境的所有细节，梦者的年龄、性别、职业、生活经历、性格、情绪等资料越清楚，梦诊越准确。要综合分析，才能做出正确的诊断。

也许你从这里起步，也许你从这里豁然开朗，成为一名好中医，带着三个手指头济世救人，走遍天下。

第四讲 切诊

凡诊脉之法，先要定得三部，位分明白；又要晓得十二经络、五脏六腑，及五脏配合五行、四时生克之理；又要知得脉之息数，分别浮、沉、迟、数、滑、涩，及诸脉阴阳主病之原也。

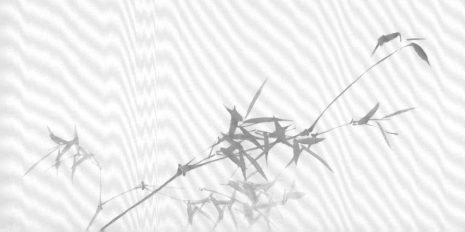

作为切脉大师的扁鹊，司马迁在《史记》中这样说道："至今天下言脉者，由扁鹊也。"说明当时扁鹊诊脉是非常准的。

有一次，他在晋国，遇到赵简子得病了（赵简子当时在晋国总揽朝政），病得不轻，突然昏倒，不省人事，人们都非常害怕，于是就把扁鹊找来了。《史记》记载："扁鹊入，视病，出。"乍一看，这多简单啊，进去看赵简子的病，然后就出来了，那么扁鹊是怎么看的呢？就是给赵简子号了号脉。

扁鹊出来后是这样说的，患者的身体没有大问题，他现在虽然昏迷不醒，但是，脉搏跳动很正常，你们不用大惊小怪、担惊受怕，不出三日，他一定能够醒来。我们仅从他说的话，就知道他给赵简子把脉了。扁鹊的话很准，两天半过后，赵简子终于醒了。扁鹊号脉很神奇吧，说明扁鹊能够通过脉象来断定一个人的身体状况。

第一节　脉诊的原理

人与人是不一样的，有些人一摸脉就能够摸到脉搏的跳动，但有些人却摸不到脉搏，这种脉动应指的现象我们称为脉象。

心主血脉，包括血和脉两个方面，脉为血之府，心与脉相连，心脏有规律地搏动，推动血液在脉管内运行，脉管也随之产生有节律的搏动（因而形成脉搏，故能心动应指，脉动应指，心脏有规律地搏动）。血液在脉管内运行，均由宗气所推动。

血液循行脉管之中，流布全身，环周不息，除心脏的主导作用外，还必须有各脏器的协调配合。肺朝百脉，即循行全身的血脉，均汇聚于肺，且肺主气，通过肺气的敷布，血液才能布散全身；脾胃为气血生化之源，脾主统血；肝藏血，主疏泄，调节循环血量；肾藏精，精化气，是人体阳气的根本、各脏腑组织功能活动的原动力，且精可以化生血，是生成血液的物质基础之一。因此，脉象的形成，与脏腑气血密切相关。

第二节　脉诊真相

脉象的形成，与脏腑、气血关系十分密切，气血、脏腑发生病变，血脉运行就会受到影响，故而我们把脉把的是啥？其实就是气血和脏腑的盛衰。气血盛，脉搏就有劲儿；气血俱衰，脉搏就弱。然后通过寸、关、尺定脏腑，我们就知晓各个脏器的情况了。故通过诊察脉象的变化，可以判断疾病发生的病位、性质、邪正盛衰，并推断疾病的进退预后。

一、判断疾病的病位、性质与邪正盛衰

疾病的表现尽管极其复杂，但从病位的深浅来说，不在表便在里，而脉象的浮沉，常足以反映病位的深浅。脉浮，病位多在表；脉沉，病位多在里。疾病的性质可分为寒证与热证，脉象的迟数，可反映疾病的性质，如迟脉多主寒证，数脉多主热证。邪正斗争的消长，产生虚实的病理变化，而脉象的有力无力，能反映疾病的虚实证候。脉虚弱无力，是正气不足的虚证；脉实有力，是邪气亢盛的实证。

二、推断疾病的进退预后

脉诊对于推断疾病的进退预后，有一定的临床意义。如久病脉见缓和，是胃气渐复、病退向愈之兆；久病气虚，虚劳、失血，久泄久痢而见洪脉，则多属邪盛正衰危候。

外感热病，热势渐退，脉象出现缓和，是将愈之候；若脉急疾，烦躁，为病进危候。

第三节　脉诊"选址"

诊脉的部位，有遍诊法、三部诊法和寸口诊法。遍诊法见于《黄帝内经素问·三部九候论》，切脉的部位有头、手、足三部。三部诊法见于汉代张仲景所著的《伤寒杂病论》，三部，即人迎（颈侧动脉）、寸口、趺阳（足背动脉）。人迎与趺阳诊法，后世已少采用，自晋以来，普遍选用的切脉部位是寸口。寸口诊法始见于《黄

帝内经》，主张独取寸口是《难经》，但当时这一主张未能普遍推行，直至晋代王叔和所著的《脉经》，才推广了独取寸口的诊脉方法。

寸口又称脉口、气口，其位置在腕后桡动脉搏动处，诊脉独取寸口的理论依据：寸口为手太阴肺经之动脉，为气血会聚之处，而五脏六腑十二经脉气血的运行皆起于肺而止于肺，故脏腑气血之病变可反映于寸口。另外，手太阴肺经起于中焦，与脾经同属太阴，与脾胃之气相通，而脾胃为后天之本，气血生化之源，故脏腑气血之盛衰都可反映于寸口，所以，独取寸口可以诊察全身的病变。

寸口分寸、关、尺三部，以高骨（桡骨茎突）为标志，其稍内方的部位为关，关前（腕端）为寸，关后（肘端）为尺。两手各分寸、关、尺三部，共六部脉。寸、关、尺三部可分浮、中、沉三候，是寸口诊法的三部九候。

寸、关、尺分候脏腑，历代医家说法不一，目前多以下列为准。

左寸可候：心与膻中	右寸可候：肺与胸中
左关可候：肝胆与膈	右关可候：脾与胃
左尺可候：肾与小腹	右尺可候：肾与小腹

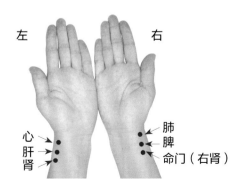

左　　　　右

心
肝
肾

肺
脾
命门（右肾）

下面介绍"来氏面舌脉脏腑定位法"中的脉诊定位方法，如下图所示。

来氏寸口脉诊定五脏体位

分部	寸口脉		
	寸脉（上焦）	关脉（中焦）	尺脉（下焦）
左手脉	心、头左侧、左肩、左乳房	肝胆、左胁肋部	左肾、小肠、膀胱、左侧输卵管及左侧卵巢
右手脉	肺、头右侧、右肩、右乳房	脾胃、右胁肋部	右肾、大肠、右侧输卵管及右侧卵巢、前列腺

第四节　切脉指法

医生和患者侧向坐，用左手按诊患者的右手，用右手按诊患者的左手。

诊脉下指时，首先用中指按在掌后高骨内侧关脉位置，接着用示指（食指）按在关前的寸脉位置，无名指按在关后尺脉位置。位置放准之后，三指应呈弓形，指头平齐，以指腹接触脉体。布指的疏密要和患者的身长相适应，身高臂长者，布指宜疏，身矮臂短者，布指宜密，总以适度为宜。

三指平布同时用力按脉，称为总按；为了重点地体会某一部脉象，也可用一指单按其中一部脉象，如要重点体会寸脉时，微微提起中指和无名指，诊关脉则微提示指（食指）和无名指，诊尺脉则微提示指和中指。临床上总按、单按常配合使用，这样对比的诊脉方法，颇为实用。单按分候寸口三部，以察病在何经何脏，总按以审五脏六腑的病变。

诊脉方法：

1. 举　轻取，轻微用力按在皮肤上。

2. 按　重取，重按至筋骨。

3. 寻　中取，不轻不重，中度用力按至肌肉。

诊小儿脉可用"一指（拇指）定关法"，而不细分三部，因小儿寸口部短，不容三指定寸、关、尺。

第五节　诊脉方法

首先，诊脉的时候，要平息。一呼一吸称一息，诊脉时，医者的呼吸要自然均匀，用一呼一吸的时间去计算患者脉搏的至数，如正常脉象及病理性脉象之迟、数、缓、疾等脉，均以息计，现在有秒表对诊脉有一定的帮助，但平息的意义还不只如此。平是平调的意思，要求医者在诊脉时，思想集中，全神贯注。因此，平息除了以"息"计脉之外，还要做到虚心而静，全神贯注。

其次，要满五十动。每次诊脉，必满五十动。即每次按脉时间，每侧脉搏跳动不应少于五十次。其意义有二：一是为了解五十动中有无促、结、代脉，防止漏诊；二是为说明诊脉不能草率从事，必须以辨清脉象为目的。如果第一个五十动仍辨不清楚，可延至第二个或第三个五十动。总之，每次诊脉时间，以 2~3 分钟为宜。

第六节　正常脉象

平脉，即正常脉象，是指正常人在生理条件下出现的脉象。

一息四至，闰以五至，相当于每分钟 60~100 次，不浮不沉，不大不小，从容和缓，流利，柔和有力，节律一致，寸、关、尺三部均可触及，沉取不绝。

这些特点在脉学中称为有胃、有神、有根。

分类	特　　点
有胃	有胃气的脉象，为正常脉象，不浮不沉，不快不慢，从容和缓，节律一致。即使是病脉，无论浮沉迟数，但有徐和之象者，便是有胃气
有神	有神的脉象形态，即脉来柔和。如见弦实之脉，弦实之中仍带有柔和之象；微弱之脉，微弱之中不至于完全无力者，均为有神脉。神之盛衰，对判断疾病的预后有一定意义
有根	三部脉沉取有力，或尺脉沉取有力，就是有根的脉象形态。或病中肾气犹存，先天之本未绝，尺脉沉取尚可见，便是有生机。若脉浮大散乱，按之则无，则为无根之脉，为元气离散，标志病情危笃

脉有胃气，则为平脉；脉少胃气，则为病脉；脉无胃气，则属真脏脉，或为难治或不治之征象，故脉有无胃气对判断疾病凶吉、预后有重要意义。

正常脉象随人体内外因素的影响而有相应的生理性变化。

四时气候: 由于受气候的影响，四时的正常脉象有春弦、夏洪、秋浮、冬沉的变化。

地理环境：也能影响脉象的变化，如南方气候偏温，空气湿润，故脉多细软、偏数；北方空气干燥，气候偏寒，故脉多沉实。

性别：女子脉象较男子濡弱而略快；女性婚后妊娠，脉常见滑数而冲和。

年龄：年龄越小，脉搏越快，婴儿每分钟脉搏120~140次；五六岁的幼儿，每分钟脉搏90~110次；年龄渐长则脉象渐和缓。青年体壮者脉搏有力；老年人气血虚弱，精力渐衰，脉搏较弱。

体格：身材高大的人，脉的显现部位较长；身材矮小的人，脉的显现部位较短；瘦人肌肉薄，脉常浮；肥胖的人，皮下脂肪厚，脉常沉。凡六脉常见沉细等同，而无病象的，称作六阴脉；六脉常见洪大等同，而无病象的，称作六阳脉。

情志：一时性的精神刺激，脉象也会发生变化，如喜则伤心而脉缓，怒则伤肝而脉急，惊则气乱而脉动等。这说明情志变化能引起脉象的变化，但当情志恢复平静之后，脉象也就恢复正常。

劳逸：剧烈运动或远行，脉多急疾；人入睡之后，脉多迟缓；脑力劳动的人，脉多弱于体力劳动者。

饮食：饭后、酒后，脉多数而有力；饥饿时，脉稍缓而无力。

此外，有一些人，脉不见于寸口，而从尺部斜向手背，称斜飞脉；若脉出现于寸口的背侧，则称反关脉，还有出现于腕部其他位置者，都是生理特异性脉位，是桡动脉解剖位置的变异，不属病脉。

第七节 学会"听脉"

有些脉诊高手,把完脉就会说你身体哪个部位有什么病?感觉是否很神奇,其实在前边脉诊的定位已经说明了,先要定脏器的位置,然后要知道正常脉象是什么,如果在此部位出现了异常脉象,就代表此脏器出现了问题,那么这个问题脉与其他脏器的脉象有何联系?是单单就这个脏器的脉有病变吗?还是其他脏器的脉象影响到了这个脏器的脉象,中医学中称为脏器的相生或者相克。

另外,摸脉摸久了我感觉不是在把脉,而是在听脉,什么意思呢?其实就是通过手下的脉象信息,在听各个脏器的强弱、盛衰。有很多人,一面摸脉,一面问患者:怎么不好呀?头痛吗?胸痛吗?我觉得这哪是把脉呀,简直是"问脉"吗!所以学习脉诊,要先知道正常脉,然后才能知道异常脉象,通过异常脉象在寸、关、尺的部位不同进而定脏器,慢慢地便能够体会脉象所反映的病症了。让我们揭开脉象的神秘面纱吧!

一、浮脉类

浮脉类的脉象,有浮、洪、濡、散、芤、革六脉。因其脉位浅,浮取即得,故归于一类。

浮脉类	脉象	主病	脉理
浮脉	轻取即得，重按稍减而不空，举之泛泛而有余，如水上漂木	表证、虚证	为阳气在表攻邪而有力，或者阳气不足无力，或者夏天阳气行于表
洪脉	洪脉极大，状若波涛汹涌，来盛去衰	里热证	洪脉的形成，由阳气有余、气壅火亢、内热充斥，致使脉道扩张，气盛血涌，故脉见洪象。若久病气虚或虚劳，失血、久泄等病证而出现洪脉，是正虚邪盛的危险证候或为阴液枯竭，孤阳独亢或虚阳亡脱。此时，浮取洪盛，沉取无力无神
濡脉	浮而细软，如帛在水中	虚证，湿证	濡脉主诸虚，若为精血两伤，阴虚不能维阳，故脉浮软，精血不充，则脉细；若为气虚阳衰，虚阳不敛，脉也浮软，浮而细软，则为濡脉；若湿邪阻压脉道，亦见濡脉
散脉	浮散无根，至数不齐，如杨花散漫之象	元气离散	散脉主元气离散、脏腑之气将绝的危重证候。因心力衰竭，阴阳不敛，阳气离散，故脉来浮散而不紧，稍用重力则按不着，漫无根蒂；阴衰阳消，心气不能维系血液运行，故脉来时快时慢，至数不齐

浮脉类	脉象	主病	脉理
芤脉	浮大中空，如按葱管	失血，伤阴	芤脉多见于失血伤阴之证，故芤脉的出现与阴血亡失、脉管失充有关，因突然失血过多，血量骤然减少，营血不足，无以充脉，或津液大伤，血不得充，血失阴伤则阳气无所附而浮越于外，因而形成浮大中空之芤脉
革脉	浮而搏指，中空外坚，如按鼓皮	亡血、失精、半产、漏下	革脉为弦芤相合之脉，由于精血内虚，气无所附而浮越于外，如阴寒之气收束，因而成外强中空之象

二、沉脉类

沉脉类的脉象，有沉、伏、弱、牢四脉。脉位较深，重按乃得，故同归于一类。

沉脉类	脉象	主病	脉理
沉脉	轻取不应，重按乃得，如石沉水底	里证。亦可见于无病之正常人	病邪在里，正气相搏于内，气血内困，故脉沉而有力，为里实证；若脏腑虚弱，阳气衰微，气血不足，无力统运营气于表，则脉沉而无力，为里虚证；或者冬天阳气行于里

沉脉类	脉象	主病	脉理
伏脉	重手推筋按骨始得，甚则伏而不见	邪闭，厥证，痛极	因邪气内伏，脉气不能宣通，脉道潜伏不显而出现伏脉；若阳气衰微欲绝，不能鼓动血脉，亦见伏脉。前者多见于实邪暴病，后者多见于久病正衰
弱脉	极软而沉细	气血阴阳俱虚证	阴血不足，不能充盈脉道，阳衰气少，无力推动血行，故脉来沉而细软，形成弱脉
牢脉	沉按实大弦长，坚牢不移	阴寒凝结，内实坚积	牢脉之形成，是由于病气牢固，阴寒内积，阳气沉潜于下，故脉来沉而实大弦长，坚牢不移。牢脉主实，有气血之分，癥瘕有形肿块，是实在血分；无形痞结，是实在气分。若牢脉见于失血、阴虚等病证，是阴血暴亡之危候

三、迟脉类

迟脉类的脉象，有迟、缓、涩、结四脉。脉动较慢，一息不足四到五至，故同归于一类。

迟脉类	脉象	主病	脉理
迟脉	脉来迟慢，一息不足四至（相当于每分钟脉搏60次以下）	寒证。迟而有力为寒痛冷积，迟而无力为虚寒。久经锻炼的运动员，脉迟而有力，则不属病脉	迟脉主寒证，由于阳气不足，鼓动血行无力，故脉来一息不足四至。若阴寒冷积阻滞，阳失健运，血行不畅，脉迟而有力。因阳虚而寒者，脉多迟而无力。邪热结聚，阻滞气血运行，也见迟脉，但必迟而有力，按之必实，迟脉不可概认为寒证，当脉症合参
缓脉	一息四至，来去怠缓	湿证，脾胃虚弱	湿邪黏滞，气机为湿邪所困；脾胃虚弱，气血乏源，气血不足以充盈鼓动，故缓脉见怠缓；平缓之脉，为气血充足，百脉通畅。若病中脉转缓和，为正气恢复之征
涩脉	迟细而短，往来艰涩，极不流利，如轻刀刮竹	精血亏少，气滞血瘀，夹痰，夹食	精伤血少津亏，不能濡养经脉，血行不畅，脉气往来艰涩，故脉涩而无力；气滞血瘀、痰食胶固，气机不畅，血行受阻，则脉涩而有力

迟脉类	脉象	主病	脉理
结脉	脉来缓,时而一止,止无定数	阴盛气结,寒痰血瘀,癥瘕积聚	阴盛气机郁结,阳气受阻,血行瘀滞,故脉来缓怠,脉气不相顺接,时一止,止后复来,止无定数,常见于寒痰血瘀所致的心脉瘀阻证。结脉见于虚证,多为久病虚劳,气血衰,脉气不继,故断而时一止,气血续则脉复来,止无定数

四、数脉类

数脉类的脉象,有数、疾、促、动四脉。脉动较快,一息超过五至,故同归一类。

数脉类	脉象	主病	脉理
数脉	一息脉来五至以上	热证。有力为实热,无力为虚热	邪热内盛,气血运行加速,故见数脉。因邪热盛,正气不虚,正邪交争剧烈,故脉数而有力,主实热证。若久病耗伤阴血,阴虚内热,则脉虽数而无力。若脉显浮数,重按无根,是虚阳外越之危候
疾脉	脉来急疾,一息七八至	阳极阴竭,元阳将脱	实热证阳亢无制,真阴垂危,故脉来急疾而按之益坚。若阴液枯竭,阳气外越欲脱,则脉疾而无力

数脉类	脉象	主病	脉理
促脉	脉来数，时而一止，止无定数	阳热亢盛，气血、痰食郁滞	阳热盛极，或气血痰饮、宿食郁滞化热，正邪相搏，血行急速，故脉来急数。邪气阻滞，阴不和阳，脉气不续，故时一止，止后复来，指下有力，止无定数。促脉亦可见于虚证，若元阴亏损，则数中一止，止无定数，必促而无力，为虚脱之象
动脉	脉形如豆，厥厥动摇，滑数有力	痛证、惊证。妇女妊娠反应期可出现动脉，这对临床诊断早孕有一定价值	动脉是阴阳相搏，升降失和，使其气血冲动，故脉道随气血冲动而呈动脉。痛则阴阳不和，气血不通，惊则气血紊乱，心突跳，故脉亦应之而突跳，痛与惊可见动脉

五、虚脉类

虚脉类脉象，有虚、细、微、代、短五脉，脉动应指无力，故归于一类。

虚脉类	脉象	主病	脉理
虚脉	三部脉会之无力，按之空虚	诸虚证	气虚不足以运其血，故脉来无力；血虚不足以充盈脉道，故按之空虚。由于气虚不敛而外张，血虚气无所附而外浮，脉道松弛，故脉形大而势软

虚脉类	脉象	主病	脉理
细脉	脉细如线，但应指明显	气血两虚，诸虚劳损，湿证	细为气血两虚所致，营血亏虚不能充盈脉道，气不足则无力鼓动血液运行，故脉体细小而无力。湿邪阻压脉道，伤人阳气，也见细脉
微脉	极细极软，按之欲绝，似有若无	阴阳气血诸虚，阳气衰微	阳气衰微，无力鼓动，血微则无以充脉道，故见微脉。浮以候阳，轻取之似无为阳气衰；沉以候阴，重取之似无是阴气竭。久病正气损失，气血被耗，正气殆尽，故久病脉微，为气将绝之兆；新病脉微，是阳气暴脱，亦可见于阳虚邪微者
代脉	脉来时见一止，止有定数，良久方来	脏气衰微，风证，痛证	脏气衰微，气血亏损，以致脉气不能衔接而歇止，不能自还，良久复动。风证、痛证见代脉，因邪气所犯，阻于经脉，致脉气阻滞，不相衔接，为实证。代脉亦可见于妊娠初期的孕妇，因五脏精气聚于胞宫，以养胎元，脉气一时不相接续
短脉	首尾俱短，不能满部	气病。有力为气滞，无力为气虚	气虚不足以帅血，则脉动不及尺、寸本部，脉来短而无力。亦有因气郁血瘀或痰滞食积，阻碍脉道，以致脉气不伸而见短脉，但必短而有力，故短脉不可概作不足之脉，应注意其有力无力

六、实脉类

实脉类脉象，有实、滑、弦、紧、长等五脉，脉动应指有力，故归于一类。

实脉类	脉象	主病	脉理
实脉	三部脉举按均有力	实证	邪气亢盛而正气不虚，邪正相搏，气血壅盛，脉道紧满，故脉来应指坚实有力。 平人亦可见实脉，这是正气充足，脏腑功能良好的表现。平人实脉应是静而和缓，与主病之实脉躁而坚硬不同
滑脉	往来流利，如珠走盘，应指圆滑	痰饮、食积、实热	邪气壅盛于内，正气不衰，气实血涌，故脉往来甚为流利，应指圆滑。 若滑脉见于平人，必滑而和缓，总由气血充盛，气充则脉流畅，血盛则脉道充盈，故脉来滑而和缓。 妇女妊娠见滑脉，是气血充盛而调和的表现
弦脉	端直以长，如按琴弦	肝胆病，痰饮，痛证，疟疾	弦是脉气紧张的表现。肝主流泄，调理气机，以柔和为贵，若邪气滞肝，疏泄失常，气郁不利，则见弦脉。诸痛、痰饮，气机阻滞，阴阳不和，脉气因而紧张，故脉弦。疟邪为病，伏于半表半里，少阳枢机不利而见弦脉。虚劳内伤，中气不足，肝病乘脾，亦常见弦脉。若弦而细劲，如循刀刃，便是胃气全无，病多难治

实脉类	脉象	主病	脉理
紧脉	脉来绷急，状若牵绳转索	寒证、痛证	寒邪侵袭人体，与正气相搏，以致脉道紧张而拘急，故见紧脉。诸痛而见紧脉，也是寒邪积滞与正气激搏之缘故
长脉	首尾端长，超过本位	肝阳有余，火热邪毒等有余之症	健康人正气充足，百脉畅通无损，气机升降调畅，脉来长而和缓；若肝阳有余，阳盛内热，邪气方盛，充斥脉道，加上邪正相搏，脉来长而硬直，或有兼脉，则为病脉

七、相兼脉与主病

相兼脉是指数种脉象并见的脉象。相兼脉象的主病，往往等于各个脉所主病的总和，如浮为表，数为热，浮数主表热，以此类推。现将常见的相兼脉及主病列于下。

1. 相兼脉——浮紧　主病：表寒，风痹，痛证，消化不良。

2. 相兼脉——浮缓　主病：伤寒表虚证。

3. 相兼脉——浮数　主病：表热，便秘。

4. 相兼脉——浮滑　主病：风痰，表证夹痰以及月经期。

5. 相兼脉——沉迟　主病：里寒、不孕不育、性冷淡。

6. 相兼脉——弦数　主病：肝热，肝火。

7. 相兼脉——滑数　主病：痰热，内热食积。

8. 相兼脉——洪数　主病：气分热盛。

9. 相兼脉——沉弦　主病：肝郁气滞，水饮内停，月经不调。

10. 相兼脉——沉涩　主病：血瘀所致肌瘤、囊肿。

11. 相兼脉——弦细　主病：肝肾阴虚，肝郁脾虚，一般多有神经衰弱、胃肠疾病。

12. 相兼脉——沉缓　主病：脾虚，水湿停留。

13. 相兼脉——沉细　主病：阴虚，血虚，慢性消耗性疾病。

14. 相兼脉——弦滑数　主病：肝火夹痰，痰火内蕴。

15. 相兼脉——沉细数　主病：阴虚，血虚有热。

16. 相兼脉——弦紧　主病：寒痛，寒滞肝脉。

第八节　最简单的脉学

学完上边的详细脉象是否感觉一头雾水，那么实在记不住就记我总结的以下十种常出现的脉象吧，我已经汇总成表格，里边有详细的定位，其实就是前边所说的左脉定左半身，右脉定右半身，这个能记住就行。

然后再把人分成三份，胸以上为寸脉所主，即上焦脉（头、胸、心脏、肺、乳房）；胸至腹为关脉所主，即中焦脉（脾胃、肝胆）；腹以下为尺脉所主，即下焦脉（子宫、输卵管、膀胱、肾、前列腺等），很简单的定位方法。

十种脉象寸、关、尺主病表

脉象	主病机理	左寸	左关	左尺	右寸	右关	右尺
浮（数）	阳邪盛	左头痛、发热、口疮、左乳房胀痛或增生	肝经风热、胁痛、目赤	尿赤、热淋	风热咳喘、鼻塞、胸痛、右乳房头痛、胀痛或增生	胃火盛：易饥、便难	大肠燥热、便难、热痢
沉（迟）	阴寒盛	胸痛、恶寒	肝寒、胁胀满痛	腰膝冷痛、关节炎	肺寒、痰饮停水蓄、咳喘、气短、形寒	脾胃寒、中满、食不消	少腹冷痛、睾丸痛、宫寒不孕
滑（数）	热病，宿食	烦热、心悸、头眩、失眠	头痛、目赤、胁胀痛、烦、喜怒	腰痛、尿赤尿痛、血淋、前列腺炎、妇科炎症	胸满热痛、喘咳、气逆、痰热、头昏沉	脘腹胀满、腹痛、宿食不化、吐逆	便血、下肢肿痛、热痢

还主妊娠

脉象	主病机理	左寸	左关	左尺	右寸	右关	右尺
细（弱）	气虚、血瘀	胸痹心痛、心悸、全身乏力	血虚、胁胀痛、目涩不明	精伤胎漏	肺气虚：气短、自汗	脾虚不食而呕	血虚、肠燥、便秘
弦（迟）	肝邪、寒饮	头痛、心痛	胁肋胀满疼痛、癥瘕；再加涩脉，为胆结石或者血管瘤	饮在下焦、双膝以下怕冷或水肿	胸痛或头痛	胃寒、胃痛	饮在下焦、痔疮、疝痛
紧	寒邪、伤食	心痛、伤寒发热	腹痛寒疝	少腹痛、痛经	咳嗽恶寒、头痛身痛	吐逆伤食、腹痛寒疝	寒疝、痛经、睾丸痛
实（大）	实热、食滞	口舌生疮、心烦、口苦或口干、咽痛	肝火盛：胁胀痛、烦躁易怒	溺闭、热淋、血尿、便秘	胸中热痛、咳逆、喘满、肺热	食滞腹胀、胃实热、舌红少苔，小心为糖尿病	脐下痛、便难、痔疮下血、热痢

脉象 主病机理	左寸	左关	左尺	右寸	右关	右尺
虚 气血虚弱	心气虚：气短自汗、惊悸；心血虚	迎风流泪，易抑郁	肾阴虚：腰膝酸软	白汗、气怯、久咳不止	脾胃虚弱、食不化或不香	肾虚精亏：腰膝酸软、阳痿
芤 失血	吐血、鼻出血	肝不藏血，吐血	溲血、崩漏	咳嗽、吐、衄血	呕血不食、肠痈下血	便血、尿血
微 阳气虚	心阳虚、心气不足、惊悸、胸痹、心痛、语无伦次	痉挛拘急	遗精滑泄、崩漏、带下、脐下冷痛	肺虚寒、虚汗、喘促、气短	胃寒气胀、食不化	脏寒泄泻、脐下冷痛

第九节　揭开脉诊迷局

领会本段意思，诊病犹如黑暗中给你点亮了一盏星火。

患者的脉并不都会是单一的脉象，让你一摸就知道是什么病。所以，不懂者心下不明，指下也会不明。左手可能是这个脉，右手就变成另一个脉。

比如左手总体的脉象是弦脉，我们可以知道此人为肝强，如果弦脉中还有涩脉，就要看此涩脉在寸、关、尺的哪一部位，在寸脉就为心脏病和头痛；在关脉就是肝郁中还有肝火旺盛，或者肝火旺盛造成血脉不通、两胁肋胀痛，还可能有胆结石、血管瘤；在尺脉就为妇科疾病（子宫肌瘤、卵巢囊肿），或者腰痛、前列腺疾病等，所以摸到尺脉是这样的脉就要让患者去做B超。如果再细心点儿，就能判断出结石的大小以及肌瘤的大小，这都要靠自己在临床上积累经验。

所以，摸脉要用心去"听"各个脏腑之间的状况，很容易也能让你犹如指下安装了一个B超机，让你成为神脉圣手。而如果在左手弦的基础上，另一手的右手关脉上出现了细弱，那就是腹泻了，为什么呢？其实，这就是所说的肝强脾弱，木郁土弱，一摸到这样的脉象，脑子中最简单的方子——痛泻要方就应该马上出来，所以，你也可以做到脉诊后，不用病家开口，随手处方的神奇境界。

"师父领进门，修行在个人"，脉中有脉，希望能举一反三应用于临床。

第十节　实用小儿脉

小儿指纹是指3岁以内小儿两手示指（食指）掌侧前缘部的浅表络脉。

诊小儿脉，与成人有所不同，因小儿寸口部位狭小，难分寸、关、尺三部。此外，小儿临诊时容易惊哭，惊则气乱，脉气亦乱，故难于掌握，后世医家多以一指总候三部。

一、诊小儿脉操作方法

医生用左手握小儿手，再用右手拇指按于小儿掌后高骨脉上，分三部以定息数。对四岁以上的小儿，则以高骨中线为关，以一指向侧滚转寻三部；七八岁可以挪动拇指诊三部；九至十岁以上，可以次第下指依寸、关、尺三部诊；十六岁则按成人三部诊脉进行。

小儿脉象主病，以浮、沉、迟、数定表、里、寒、热，人以有力无力定虚实，不详求二十八脉。还需指出，小儿肾气未充，脉气止于中候，不论脉体素浮素沉，重按多不见，若重按乃见，便与成人的牢实脉同论。

方法：向光；医生握小儿示指（食指）的末端；小儿示指掌侧前缘用清水自指尖向指根擦几次。

二、正常小儿食指络脉

正常小儿食指络脉在食指掌侧前缘，隐隐显露于掌指横纹附近，纹色浅红，呈单支且粗细适中。食指络脉的显现与分布，可分为风、气、命三关。

三关的划分：食指的第一节部位为风关，即掌指关节横纹向远端至第二节横纹之间；第二节为气关，即第二节横纹至第三节横纹之间；第三节为命关，即第三节横纹至末端。

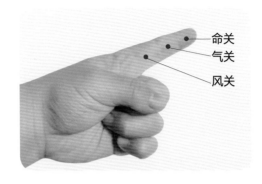

命关
气关
风关

三、病理小儿食指络脉

1. 三关测轻重　小儿食指按指节分为三关。

食指络脉显于风关——邪气入络，邪浅病轻。

食指络脉显于气关——邪气入经，邪深病重。

食指络脉显于命关——邪入脏腑，病情严重。

食指络脉直达指端（透关射甲）——病情凶险，预后不良。

2. 浮沉分表里　食指络脉浮而显露——病邪在表；食指络脉沉隐不显——病邪在里。

3. 红紫辨寒热　食指络脉偏红——外感表证、寒证；食指络脉紫红——里热证；食指络脉青色——疼痛、惊风；食指络脉淡白——脾虚、疳积；食指络脉紫黑——血络郁闭，危重。《四诊抉微》中记载："紫热红伤寒，青惊白是疳"。

4. 淡滞定虚实　食指络脉浅淡而纤细——虚证；食指络脉浓滞而增粗——实证。

第五讲 临床望舌知病

凡内外杂证，亦无一不呈其形，著其色于舌……据舌以分虚实，而虚实不爽焉；据舌以分阴阳，而阴阳不谬焉；据舌以分脏腑、配主方，而脏腑不差，主方不误焉。

——《临症验舌法》

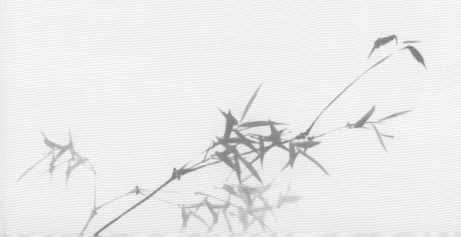

张某，男，36岁，打呼噜2年余

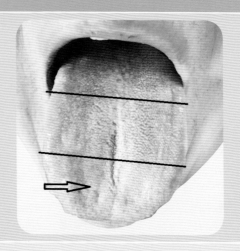

第一步	看全舌——舌质胖大，略有齿痕，为脾肾阳虚；舌尖凹凸不平为肺气受损；另舌平面高低不平，为情绪时好时坏造成各个脏器气血不均。总体为肺、脾、肾气血失调为主
第二步	看上焦——上焦箭头所示处凹陷，为肺气不足。肺主气，司呼吸，气不足则水湿停聚，咽喉部位狭窄，气流通过时而发作打鼾，即打呼噜
第三步	看中焦——舌中间代表的是脾胃，中间有裂纹，并且高低不平，为曾经胃火旺盛而津液灼伤所致裂纹，后期情绪波动较大，脾虚湿盛又舌质胖大而裂纹没有消退，多有胃脘部时胀时饿症状
第四步	看下焦——舌根尚可，结合总体仍略显胖，说明此患者略有肾阳不足，多有腰酸症状

给予处方	半夏厚朴汤加减。 法半夏 9g，厚朴 30g，茯苓 40g，干姜 20g，紫苏叶 20g，熟地黄 10g，党参 10g，巴戟天 10g。 7 剂，水煎服，早、晚服用。 半夏厚朴汤源自张仲景的《金匮要略》，多用来治疗梅核气，是主治咽喉部有异物感的专方。《金匮要略·妇人杂病脉证并治第二十二》指出："妇人咽中如有炙脔，半夏厚朴汤主之。"所谓"炙脔"，古人称之为"梅核气"，女性尤其多见，表现为咽喉部有异物感，咳之不出，吞之不下；苔白，脉弦滑。本人多用半夏厚朴汤来治疗打鼾，如果仅仅认为打鼾就是肺气虚弱就太局限了，本病往往是肺、脾、肾三脏受损，故而临床上健脾补肾往往不可缺，否则治标不治本

李某，男，35岁，口臭2年余

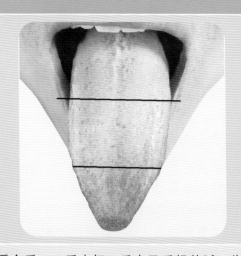

第一步	看全舌——舌尖红，舌中及舌根苔腻，为上热、中下湿浊，脾胃气机升降失司
第二步	看上焦——舌尖红，为心火旺盛，多心烦气急，眠差多梦
第三步	看中焦——舌中苔腻略黄，为脾胃湿浊，阻遏气机，脾胃运化无力而胃胀，纳差；食物腐熟无力而发酵，发为口臭
第四步	看下焦——舌根苔黄略腻提示湿热阻滞腰部，则腰会酸困，而不是疼痛（湿热或者舌根色淡苔薄白，腰部多酸困，而舌根有瘀斑，腰部多疼痛）；对于这种湿邪下注的患者来说，可别忘了，水湿首先是往下走的，故而患者的两条腿会感觉乏力；另外，此种舌苔对于女性来说多有妇科炎症

	平胃散合猪苓汤加减。 苍术 30g，厚朴 10g，陈皮 20g，炙甘草 10g，干姜 20g，猪苓 20g，茯苓 20g，滑石（先煎）30g，桂枝 10g，肉桂 5g，鸡内金 20g。 7 剂，水煎服，早、晚服用。 口臭发病有很多原因，往往与胃肠有很大的关系。本证选用平胃散健脾燥湿，猪苓汤利水渗湿，是结合其本身体质为湿浊所选用处方。为何还选用猪苓汤呢？ 《黄帝内经素问·水热穴论》言："肾者，胃之关也，关门不利，故聚水而从其类也。"脾胃就像一个屋子，而肾就像屋子的门，大门都是水，有水则肾的温煦及气化功能就会减弱，也就是此门开阖的功能就会减弱，或尿等待，或发为癃闭，胃肠之水怎能排出？反过来，单单健脾暖胃只能造成屋内水雾缭绕，胀闷不适。所以，从肾利其水湿，使脾阳得升而不出现腹胀之势；又可引水下行，脾肾之阳得复，运化之力得行。这也是只要看到舌中、舌根胖大或者腻苔，本人治疗脾胃病与肾病的基本思路
给予处方	

孙某，女，38岁，复发性、难治性尿路感染

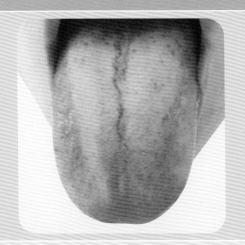

第一步	看全舌——舌质红，尤其两边红，舌根胖大
第二步	看上焦——舌尖和舌中、舌根相比略显红，考虑有心火且舌尖中间凹凸不平，一般都有心脏不适症状；舌尖的两侧主乳房、肺，此为女性就要考虑是乳腺增生了，一般很少考虑肺脏疾病；舌尖中部有凹陷，提示为咽炎
第三步	看中焦——舌中间裂纹，说明以前胃火旺盛而被烧裂，后期脾胃虚弱，水湿较重而又胖大，会经常胃胀；舌的两边色红，说明肝胆火盛，此人的泌尿系问题应当责之于肝胆火盛、心火旺，考虑脾胃虚弱，本应用龙胆泻肝汤，但恐苦寒伤胃，故换用柴胡疏肝散合八正散加川楝子祛其心、肝火而治疗
第四步	看下焦——舌根胖大略腻，说明肾虚还有湿滞，故有腰膝酸软，下肢沉重乏力，还可能有妇科炎症

给予处方	柴胡疏肝散合八正散加川楝子加减。 柴胡 10g，陈皮 20g，干姜 10g，炙甘草 10g，川芎 20g，白芍 20g，香附 10g，枳壳 20g，通草 10g，萹蓄 20g，滑石 20g，车前子 20g，川楝子 6g，炒栀子 10g。 7 剂，水煎服，早、晚服用。 2 剂后尿频、尿急消失，继续服完后 5 剂以兹巩固，未再复发

杨某，女，38 岁，失眠半个月余

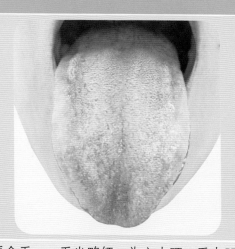

第一步	看全舌——舌尖略红，为心火旺；舌中凹陷为肺气不足；舌平面凹凸不平为气血失调，脏腑气血失衡。属于心火旺、肝郁脾虚、脾肾阳虚体质或者上热下寒体质
第二步	看上焦——舌尖略红，属于心火旺，故有失眠、多梦，多为失眠轻症，舌尖越红，失眠越重；舌尖中部凹陷，为肺气不足，故患者还有气短、胸闷症状出现
第三步	看中焦——舌中有凹陷，为脾胃虚弱，故经常胃胀、消化不良
第四步	看下焦——舌根略胖，属于肾虚，故有腰膝酸软、下肢寒冷
给予处方	黄连温胆汤加减。 黄连 6g，茯神 20g，陈皮 20g，法半夏 9g，枳壳 20g，竹茹 10g，干姜 5g，胆南星 6g，酸枣仁 20g，怀牛膝 20g，炙甘草 10g，生龙骨（先煎）20g，生牡蛎（先煎）20g。 7 剂，水煎服，早、晚服用

周某，男，66 岁，头晕 3 年余

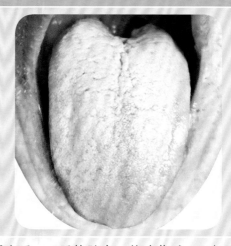

第一步	看全舌——舌体胖大，苔略黄腻，阳气不能鼓动气血而达头目，故头晕；舌尖中部黄腻苔为脾胃虚弱，痰热阻滞中焦。总体印象：脾肾阳虚，痰浊阻滞气机，不能上达清窍，清窍失养
第二步	看上焦——舌尖胖大，属头、心肺、胸部，为气血亏虚，头、心肺供血不足，清窍失养，心胸气血不足，所以会有头晕晕乎乎、无精打采、后背怕冷、心慌、气短、胸闷等症状
第三步	看中焦——舌中间胖大，苔黄腻，为脾胃虚弱、痰热阻滞中焦，气机升降失调，故有胃胀、腹胀、口臭、反酸
第四步	看下焦——结合舌苔白，又胖大舌，下焦属肾、膀胱、前列腺，所以腰膝酸软的同时还应有尿频、尿等待以及四肢怕冷；舌中凹陷为腰椎不好

	半夏白术天麻汤合苓桂术甘汤加减。
给予处方	法半夏 9g，炒白术 20g，天麻 10g，茯苓 30g，陈皮 20g，干姜 10g，桂枝 10g，熟地黄 20g，羌活 10g，防风 10g。 7 剂，水煎服，早、晚服用

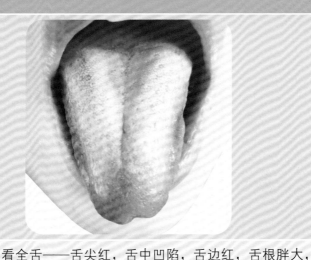

第一步	看全舌——舌尖红，舌中凹陷，舌边红，舌根胖大，兼见心火旺盛、肝胆火旺、脾肾阳虚之证，总体就是上热、中寒、下寒。遇到这种舌，很多人往往就只能看到局部而不能全面地看到舌的本质。中医在说脏腑之间的相生关系时有"木生火"，肝属木，心属火，没有肝胆火怎么会轻易有心火，这个舌象就是典型的木生火
第二步	看上焦——上焦主头、心肺、胸，心火上扰则眼干口干、易急易怒、心烦失眠
第三步	看中焦——舌中胖大，为脾胃虚寒，腑气不通，经常胃胀、口臭；舌两边质红，且略有齿痕，为肝胆湿热。故这个病人的腹胀多与情绪有关，情绪好、气顺，腹部以及胃肠肌肉不收缩、不紧张，我们称为胃和；气不顺、生气，胃肠肌肉就会痉挛，气得胃胀、胃痛就会发作了，我们称为腹胀

第四步	看下焦——主肾、膀胱、子宫，平常有腰膝酸软、肢寒怕冷、痛经等症状
给予处方	柴胡疏肝散加减。 柴胡 10g，陈皮 20g，当归 20g，炙甘草 10g，川芎 20g，白芍 20g，香附 10g，枳壳 20g，郁金 20g，合欢皮 20g，鸡内金 20g，干姜 10g，黄连 3g。 7 剂，水煎服，早、晚服用

孙某，女，35岁，痛经1年余

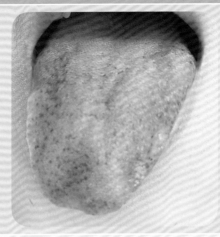

第一步	看全舌——舌尖及舌边紫暗为心肝瘀滞，舌质胖大为脾肾阳虚
第二步	看上焦——舌尖暗红，为心火旺盛，火热上扰清窍，则有头晕、头胀痛，口干，眠差
第三步	看中焦——舌边红、紫暗，为肝胆气滞血瘀，则胁肋胀满，急躁易怒；舌中部胖大，为脾胃虚弱，水湿较重，则有胃胀纳差。女性舌两侧有血瘀紫暗斑，往往会出现痛经，经期血块，甚至子宫肌瘤、卵巢巧克力囊肿、不孕等瘀滞不通病症
第四步	看下焦——舌根胖大为肾阳不足，则有腰膝酸软，下肢沉重乏力
给予处方	失笑散加减。 五灵脂10g，蒲黄10g，益母草20g，三七（冲服）6g，茜草10g。 7剂，水煎服，早、晚服用

李某，女，52岁，口干、舌涩6年余（西医诊断为干燥综合征）

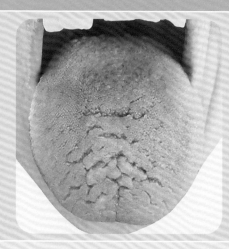

第一步	看全舌——全舌裂痕，舌面各脏腑所候区域皆因火而干裂，舌质红
第二步	看上焦——舌尖看心肺和头、胸部，皆因火旺而有裂痕，火旺则耗血，血虚不足，清窍失养，故有头晕、乏力、眼睛干涩、口干舌燥、失眠健忘、心慌、气短、胸闷，心开窍于舌，故还有舌涩辣辣的感觉
第三步	看中焦——火旺于中焦，胃火旺盛则消谷善饥，口渴引饮
第四步	看下焦——舌质略胖，多有腰膝酸困
给予处方	玉女煎加减。 知母20g，麦冬20g，生地黄30g，生石膏（先煎）60g，怀牛膝10g，北沙参20g，竹叶10g。 7剂，水煎服，早、晚服用

李某，男，62岁，尿不尽、尿频8年余

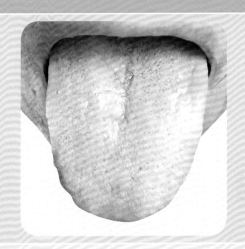

第一步	看全舌——舌质略胖，舌中及舌根黄腻苔，为脾肾阳虚、湿浊太重
第二步	看上焦——舌尖淡为心阳不足，多胸闷气短、疲乏无力
第三步	看中焦——舌中部黄腻苔，为湿浊中阻，则胃胀纳差、口臭
第四步	看下焦——舌根部黄腻水滑苔，为下焦湿浊，肾阳不足，则尿频、尿浊、腰膝酸软
给予处方	五苓散加减。 猪苓20g，茯苓30g，泽泻20g，炒白术30g，桂枝20g，肉桂10g，熟地黄20g，滑石（先煎）20g，杜仲20g。 7剂，水煎服，早、晚服用

李某，女，35 岁，宫颈糜烂、白带多 3 个月余

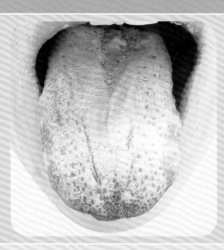

第一步	看全舌——舌红，舌中、舌根胖大且苔白腻，反映的是心火旺，而中焦、下焦寒湿较重
第二步	看上焦——舌尖红代表心火旺盛，整个舌尖儿是胖大的，代表着头部气血亏虚、痰浊上扰，则会有头胀、健忘
第三步	看中焦——舌中胖大且白腻苔为脾胃湿浊，多由脾胃运化功能减弱所致。会有胃胀，口中黏腻，大便不畅（多黏腻或者腹泻）
第四步	看下焦——舌根胖大且白腻苔为肾阳不足，下焦寒湿。故而有腰膝酸软，双下肢恶寒怕冷。水湿外渗于阴部则白带多

给予处方	完带汤加减。 苍术 30g，白术 30g，陈皮 20g，法半夏 10g，党参 10g，茯苓 20g，猪苓 10g，炙甘草 10g，泽泻 20g，柴胡 10g，白芍 10g，车前子 20g，滑石 20g，荆芥 10g，山药 30g，炒薏苡仁 40g，竹叶 10g。 7 剂，水煎服，早、晚服用。 带下病多由脾虚湿盛所致，亦可有心火下移。其中猪苓、茯苓、泽泻、滑石为取猪苓汤之义，加强利水湿而使其脾阳升；加竹叶，清心火，利水湿

张某，男，39岁，后背恶寒，伴手指麻木半个月

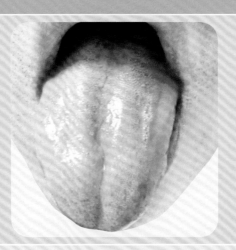

第一步	看全舌——整个舌头胖大且舌苔水滑。反映的是脾虚湿盛、脾肾阳虚
第二步	看上焦——舌尖代表的是心、肺和头部，也代表着颈椎。舌尖中部凹陷代表颈部营卫不和，也反映颈部督脉虚弱，淡胖越久则气血越亏虚，手指也往往会出现麻木不仁现象。那么整个舌头尖儿是胖大的，代表着头部气血亏虚、心阳不足，则会有头晕、恶风、健忘、气短，动则胸闷
第三步	看中焦——舌中胖大，正中部凹陷，且水滑，为脾胃阳虚，水湿泛滥，脾胃运化功能减弱所致。胃胀，口中黏腻，大便不畅，多黏腻或者腹泻
第四步	看下焦——舌根胖大为肾阳不足，下焦寒湿。故而有腰膝酸软，双下肢恶寒、怕冷

给予处方	葛根汤合四君子汤加减。 葛根 40g，桂枝 20g，芍药 20g，生麻黄 10g，干姜 10g，熟地黄 10g，姜黄 10g，炙甘草 10g，党参 10g，茯苓 20g，炒白术 20g，补骨脂 10g，大枣 12枚。 7 剂，水煎服，早、晚服用。 葛根汤出自《伤寒论》，具有发汗解表、生津舒筋之功效。以项背恶寒无汗、拘急不舒为辨证要点。本案舌质胖大，属于脾肾以及督脉阳虚所致后背恶寒、经脉不舒。单单给以葛根汤力薄，故再加四君子汤健脾，脾居中焦，升降枢机，脾升胃降，布其精微，通达四肢百骸。又以补肾药补其肾阳和督脉。肾居下焦，先天之本，气化之根，内寄命火，温煦万物，使阳升、气盛、脉通

何某，女，42岁，慢性鼻炎10余年

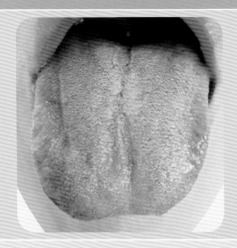

第一步	看全舌——整个舌头胖大且舌尖凹陷，为肺气不足、脾虚湿盛、脾肾阳虚兼有
第二步	看上焦——舌尖凹陷代表心、肺和头部供血不足。肺开窍于鼻，司呼吸，肺气不足而舌尖有凹陷，故有头晕、健忘、气短
第三步	看中焦——舌中胖大，正中部略凹陷，为脾胃阳虚，脾胃运化功能减弱所致，故有胃胀、腹胀，大便多黏腻或者腹泻。舌边红，为肝胆火旺，故而脾气急躁，肝开窍于目，伴眼睛干涩
第四步	看下焦——舌根胖大为肾阳不足，下焦寒湿。故而有腰膝酸软，双下肢恶寒怕冷

给予处方	小青龙汤加减。 桂枝 10g，白芍 20g，干姜 10g，生麻黄 6g，细辛 3g，熟地黄 20g，补骨脂 10g，炙甘草 10g，党参 10g，茯苓 20g，炒白术 20g，五味子 10g，苍耳子 10g，辛夷 10g，法半夏 10g。 7 剂，水煎服，早、晚服用。 很多人长年累月地受鼻炎的困扰，而鼻炎和体质紧密地联系在一起，往往是受寒邪所致，遇风、遇寒清水鼻涕哗啦哗啦地流，喷嚏不断。到了春天，阳气鼓动肺水外散，尤其加重。《黄帝内经》言："五气所病……肾为欠为嚏。"很多人都专注于从肺来调理，殊不知本病日久伤及脾肾，而补益脾肾才是根本途径

张某，男，67 岁，夜尿频 10 余年

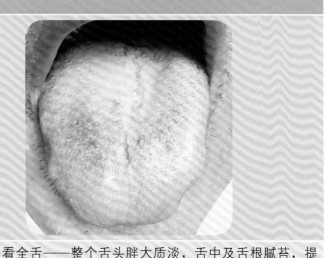

第一步	看全舌——整个舌头胖大质淡，舌中及舌根腻苔，提示脾肾阳虚，气血不足
第二步	看上焦——舌尖胖大提示心、肺和头部供血不足。故有头晕，健忘，气短
第三步	看中焦——舌中胖大苔腻，为脾胃阳虚，水湿泛滥，脾胃运化功能减弱所致。故有胃胀、腹胀，大便多黏腻或者腹泻
第四步	看下焦——舌根胖大为肾阳不足，下焦寒湿。故而有腰膝酸软，双下肢恶寒怕冷，尿频，多为阳气不足，气化无力
给予处方	十全大补汤加减。 党参20g，白芍20g，干姜20g，炒白术30g，川芎10g，熟地黄20g，茯苓40g，炙甘草10g，当归10g，肉桂10g，黄芪20g，巴戟天10g，桂枝10g，杜仲20g，覆盆子10g。 7 剂，水煎服，早、晚服用

王某，女，26岁，咽痛2天

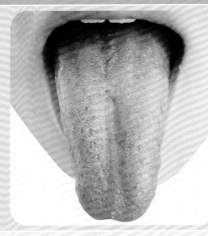

第一步	看全舌——舌尖红，舌中凹陷，舌根胖大，为上热下寒体质
第二步	看上焦——舌尖红提示心肺火旺。热邪犯肺，津液损伤则咽干、咽痛；热扰心神则有心烦、口干、眠差
第三步	看中焦——舌中凹陷，脾胃虚弱。故有胃胀、腹胀
第四步	看下焦——舌根胖大为肾阳不足。故有腰膝酸软，双下肢恶寒怕冷
给予处方	银翘散加减。 金银花10g，连翘10g，竹叶10g，牛蒡子30g，淡豆豉10g，甘草10g，芦根30g，桔梗10g，丹参10g，桑叶10g。 3剂，水煎后当茶饮，早、中、晚频频服用，不拘次数

朝某，男，35 岁，直肠癌术后化疗

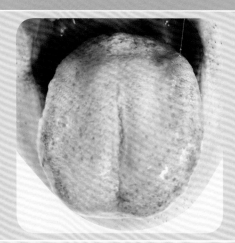

第一步	看全舌——舌质胖大，苔白，为脾肾阳虚，气血亏虚，痰湿阻滞
第二步	看上焦——舌尖胖大且凹陷，苔腻，为心肺气虚，心阳不足，痰阻清窍。故有头晕、气短、胸闷、乏力、健忘
第三步	看中焦——舌中胖大质淡，苔腻，为脾胃虚弱，气血不足，湿阻中焦。故有胃胀胃凉，腹胀，大便稀黏，纳谷不香
第四步	看下焦——舌根胖大苔腻，为肾阳不足，湿浊下注。故有腰膝酸软，双下肢恶寒怕冷，小便黄浊
给予处方	附子理中汤加减。 党参 10g，干姜 10g，茯苓 30g，黑附子（先煎）10g，藿香 10g，佩兰 10g，防风 10g，荆芥穗 10g，熟地黄 10g，炒白术 30g，泽泻 20g，巴戟天 20g。 7 剂，水煎服，早、晚服用。 对于术后、放疗、化疗或者舌头胖大之气血亏虚患者来说，多从脾胃入手，往往理中汤是不二之选

姚某，男，49岁，水肿6年余（慢性肾炎）

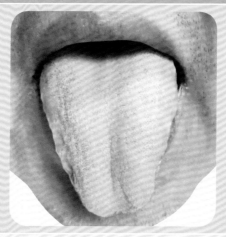

第一步	看全舌——舌质淡、胖大，苔白，为脾肾阳虚，气血亏虚，水湿较重
第二步	看上焦——舌尖胖大且凹陷，为心肺气虚，心阳不足。故有头晕、气短、胸闷、乏力、健忘
第三步	看中焦——舌中胖大质淡，中部凹陷为脾胃虚弱，水湿停聚。故有胃胀、胃凉、纳差、恶心、呕吐清水、水肿、腹胀、大便稀黏
第四步	看下焦——舌根胖大、质淡，为下焦寒湿、肾阳不足、气血亏虚，故肾的气化失调，开阖失司，则腰膝酸软，双下肢恶寒怕冷，还多兼有双下肢水肿之征
给予处方	四君子汤合苓桂术甘汤加减。 党参10g，干姜10g，茯苓30g，桂枝20g，鸡内金20g，白芥子10g，防风10g，荆芥穗10g，熟地黄10g，炒白术30g，泽泻20g，川椒10g。 7剂，水煎服，早、晚服用

李某，女，31岁，失眠半个月余

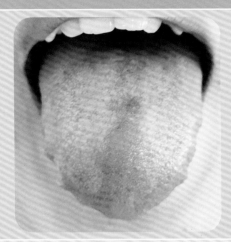

第一步	看全舌——整舌胖大，舌尖红，为上热下寒体质
第二步	看上焦——舌尖红，为心火旺盛。故有心烦，气急；热扰心神则失眠
第三步	看中焦——舌中胖大、略有部分质红，为胃脘嘈杂之象。故有胃胀，又容易饥饿
第四步	看下焦——舌根胖大为肾阳不足。故有腰膝酸软，双下肢恶寒怕冷
给予处方	导赤散合交泰丸加减。 黄连6g，通草10g，生地黄10g，竹叶10g，熟地黄10g，党参10g，泽泻20g，牛膝30g，肉桂5g。 7剂，水煎服，早、晚服用

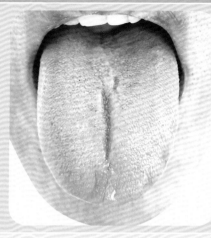

第一步	看全舌——舌质淡、胖大，略有水滑，为脾肾阳虚，水湿较重
第二步	看上焦——舌尖胖大略凹陷，为心肺气虚，心阳不足，气血不达清窍。故有头晕、气短、胸闷、乏力、健忘
第三步	看中焦——舌中胖大质淡，中部裂纹为曾经胃火旺盛，后期脾胃虚弱，水湿停聚。故有胃胀胃凉，纳差，腹胀，大便稀黏
第四步	看下焦——舌根胖大为肾阳不足。故有腰膝酸软，双下肢恶寒怕冷
给予处方	桂枝汤加减。 桂枝 20g，干姜 20g，赤芍 20g，炙甘草 20g，白芥子 10g，巴戟天 10g，熟地黄 10g，泽泻 20g，川椒 10g。 7 剂，水煎服，早、晚服用。 桂枝汤是调和营卫的重要方剂，不但能振奋阳气，而且能使之达肌表，表里内外通达，再加补益气血药物，使气血充足，低血压自然就会改善

王某，男，45岁，带状疱疹半个月余

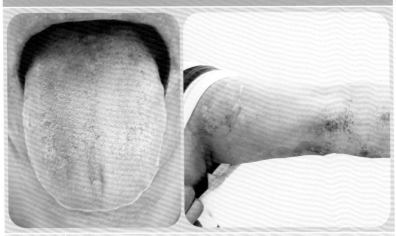

第一步	看全舌——舌质淡、胖大，为脾肾阳虚
第二步	看上焦——舌尖胖大略凹陷，为心肺气虚，心阳不足。故有头晕、气短、胸闷、乏力、健忘
第三步	看中焦——舌中胖大质淡，为脾胃虚弱，脾阳不足。故有胃胀、胃凉、纳差、腹胀、大便稀黏
第四步	看下焦——舌根胖大为肾阳不足。故有腰膝酸软、双下肢恶寒怕冷
给予处方	葛根汤合瓜蒌红花散加减。 葛根40g，干姜10g，赤芍20g，炙甘草10g，瓜蒌50g，红花10g，桂枝10g，麻黄10g，川椒10g，泽泻20g。 7剂，水煎服，早、晚服用。 带状疱疹多由火热毒邪所致，观前医给予龙胆泻肝汤，并逐渐增加剂量，病人接诊时腹胀、腹泻，两胁肋及颈部、上肢疼痛而致不眠。其舌淡胖为阳气不足、湿毒郁闭所致。辨证施治非常重要，而非人云亦云，不能仅凭经验用方

年某，女，37岁，间断性偏头痛10余年

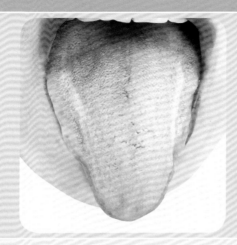

第一步	看全舌——舌细长，质淡、胖大，略有齿痕，为肝郁脾虚，脾肾阳虚
第二步	看上焦——舌尖为心肺，心肺气足则多尖，而气血不足多圆或者凹陷。患者舌尖胖大为气血不足，故有头晕或头胀，心悸，结合中焦舌两边和舌中部的肝郁脾虚线，此种偏头痛多与情绪波动有很大的关系
第三步	看中焦——舌中胖大质淡，为脾胃虚弱，脾阳不足，故有胃胀胃凉、纳差、腹胀；舌边白线与脾胃区泾渭分明，为肝郁脾虚表现。舌淡为肝郁脾虚所造成气血亏虚所致，心平气和则不发作偏头痛，而一旦情绪波动，所发偏头痛多为空痛
第四步	看下焦——舌根胖大为肾阳不足。故有腰膝酸软、双下肢恶寒怕冷
给予处方	加味逍遥丸加减。 茯苓20g，柴胡10g，赤芍20g，炙甘草10g，当归20g，郁金10g，合欢皮10g，炒白术20g，天麻10g。 7剂，水煎服，早、晚服用

齐某，女，66岁，多汗10余年

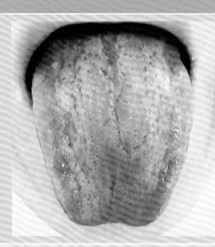

第一步	看全舌——舌尖、舌中及舌边红，为胃火旺、心肝火旺，一派热象
第二步	看上焦——舌尖红为心肺火旺，热扰心神则心烦、失眠；热灼津伤则口干、口苦；热迫津出则多汗
第三步	看中焦——舌中红，为胃火旺盛，则消谷善饥，口渴引饮；舌边红，为肝胆火旺，易急易怒，眼睛干涩
第四步	看下焦——舌根胖大为肾阳不足，故有腰膝酸软
给予处方	当归六黄汤合牡蛎散加减。 当归10g，熟地黄10g，生地黄20g，甘草10g，黄连10g，黄芩10g，黄柏10g，黄芪10g，麻黄根10g，浮小麦50g，煅牡蛎（先煎）30g。 7剂，水煎服，早、晚服用

第六讲

四诊与中医体质养生

吴德汉在《医理辑要·锦囊觉后篇》中指出：「要知易风为病者，表气素虚；易寒为病者，阳气素弱；易热为病者，阴气素衰；易伤食者，脾胃必亏；易劳伤者，中气必损。」

《淮南子·精神训》有言：「人大怒破阴，大喜坠阳，大忧内崩，大怖生狂」。

平和体质

【总体特征】阴阳气血调和，以体态适中、面色红润、精力充沛等为主要特征。

【形体特征】体形匀称健壮。

【四诊表现】面色、肤色润泽，头发稠密有光泽，目光有神，鼻色明润，嗅觉通利，唇色红润，不易疲劳，精力充沛，耐受寒热，睡眠良好，胃纳佳，二便正常，舌色淡红，苔薄白，脉和缓有力。

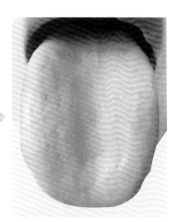

淡红舌，薄白苔

【调养方式】劳逸结合、饮食有节、起居有常、不妄作劳，这是总则。也就是吃得不要过饱，也不能过饥；睡得不要过晚，也不可"懒床"。在运动方面，可选择跑步、游泳、打太极拳等。

气虚体质

这种体质比较常见于目前公司上班的"白骨精"和一些大病初愈的人。

【总体特征】元气不足，以疲乏、气短、自汗等气虚表现为主要特征。

【形体特征】肌肉松软不实。

【四诊表现】平素语音低弱，气短懒言，精神不振，容易疲乏，易

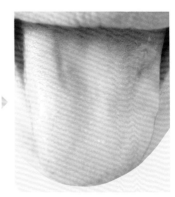

舌淡，苔薄白

出汗，容易感冒，还易患内脏下垂，如胃下垂、子宫下垂等，舌淡或淡红，舌边胖大或有齿痕，脉弱。

【调养方式】饮食以牛肉温补为主，还可以熬粥、熬汤，可以少量放些党参、黄芪、大枣、淮山药、香菇、龙眼肉等。

少吃凉性食物，比如冰饮和性寒凉的蔬菜，也不要吃太辣。

不宜食用过于滋腻、难以消化的食品。

平时以柔缓运动（散步、打太极拳等）为主，可按摩足三里穴，也可以灸关元、气海。

另外，如果常自汗、感冒者，可服玉屏风散来预防。

【足三里穴】在小腿前外侧，当犊鼻下3寸，距胫骨前缘一横指（中指）。

【主治】按摩足三里具有调节机体免疫功能、增强抗病能力、调理脾胃、补中益气、通经活络、疏风化湿、扶正祛邪的作用。

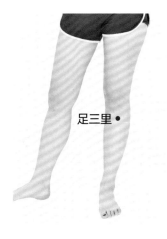

每次敲打300下，1天2次。

【关元穴】在下腹部，前正中线上，当脐中下3寸。

【气海穴】在下腹部，前正中线上，当脐中下1.5寸。

【二穴主治】中风脱证、肾虚气喘、遗精、阳痿、遗尿、尿频、尿血、月经不调、痛经、带下、崩漏、腹痛、泄泻、功能性子宫出血、子宫脱垂、神经衰弱、夜尿症、儿童发育不

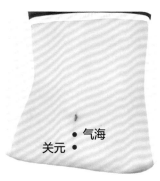

良等，并有强壮作用。直刺 1~1.5 寸。艾炷灸 7~10 壮；或艾条灸 15~30 分钟。

这种体质多见于社交应酬比较多的人，油光满面就是典型特征。

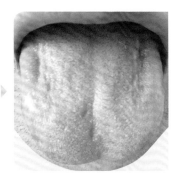

【总体特征】湿热内蕴，以面垢油光、口苦、苔黄腻等湿热表现为主要特征。

【形体特征】形体中等或偏瘦。

【四诊表现】面垢油光，易生痤疮，口苦口干，身重困倦，大便黏

舌胖大，苔黄略腻

滞不畅或燥结，小便短黄，男性多见阴囊潮湿，女性多见带下增多，舌质偏红，苔黄腻，脉滑数。

【调养方式】湿性黏滞，不易去除，故饮食宜清淡，少食辛温助热的食物，戒除烟酒。

不要熬夜或过于劳累。

适合中长跑、游泳、爬山、各种球类、武术等运动。

日常可服六一散、清胃散、甘露消毒丹等药。

【足三里穴】敲打足三里可以祛湿。早、晚两侧各敲 300 下。

【阴陵泉穴】位于小腿内侧，当胫骨内侧髁后下方凹陷处。膝盖下方，小腿窝处，是脾经的合穴，可以健脾

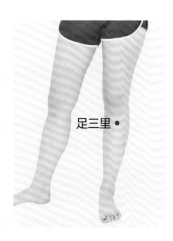

足三里 •

除湿。

每天要用手指按揉或者敲打这里，时间不拘，空闲的时候就可以，每次 3~5 分钟。

【承山穴】在小腿后面正中，委中与昆仑之间，当伸直小腿或足跟上提时，腓肠肌肌腹下出现三角形凹陷处。承山穴是最有效的祛除人体湿气的穴位，有人说其效果与红豆薏米粥有异曲同工之妙。

通过刺激承山穴能够振奋膀胱经的阳气，排出人体湿气。

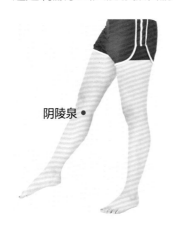
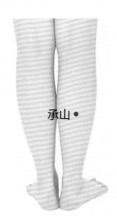

阴陵泉●　　　　　　承山●

阴虚体质

这种体质多见于爱着急、急脾气的人及更年期的人。

【总体特征】阴液亏少，以口燥咽干、手足心热等虚热表现为主要特征。

【形体特征】体形偏瘦。

【四诊表现】手足心热，口燥咽

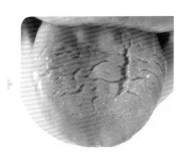

舌红，无苔

干，鼻微干，喜冷饮，大便干燥，舌红少津，脉细数。

【调养方式】进补宜采用补阴、滋阴、养阴等法，可选用生地黄、麦冬、玉竹、银耳、石斛、龟甲、甲鱼、燕窝、百合、鸭肉、黑鱼、海蜇、藕、金针菇、枸杞子、荸荠、梨等。

平时应以清淡饮食为主，少吃辛辣刺激的食物，还要控制盐的摄入量，尽量避免卤、腌、酱类的菜，以免使内热加重。

可以服用六味地黄丸、知柏地黄丸、杞菊地黄丸等药。

【太溪穴】具有滋养肾脏的功效。位于足内侧，内踝后方，当内踝尖与跟腱之间的凹陷处。太溪穴是肾经的原穴，原穴是指源头，生命的原动力。每天只要坚持揉按刺激太溪穴，就能够调动起生命的原动力，气血才会上达于面，下行于足。

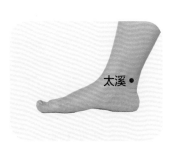

揉按太溪穴的最佳时间是在每天晚上 21:00，一次按 72 下。在按的时候我们可以采取正坐或平放足底的姿势。用手指按揉，按揉时一定要有酸痛的感觉，每天坚持按太溪穴，能够防治因冬季气候所引起的常见病症。

【涌泉穴】具有滋阴降火的功效，位于足底部，卷足时足前部凹陷处，约当足底 2、3 趾趾缝纹头端与足跟连线的前 1/3 与后 2/3 交点上。

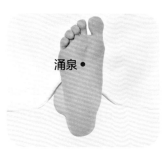

《黄帝内经》有言："肾出于涌泉，涌泉者，足心也"，就是说肾经之气犹如源泉之水，涌出灌溉周身四肢各处。

这个穴位对于滋阴降火很有意义，可以缓解上火引起的口干、眩晕、焦躁等。

方法：将拇指放在穴位上，用较强的力气揉 20~30 次，或者平常热水泡脚后快速地搓脚心，每次 200 下左右。

气郁体质

这种体质见于多愁善感，天天喊着"郁闷"的人。

【总体特征】气机郁滞，以神情抑郁、忧虑脆弱等气郁表现为主要特征。

【形体特征】形体瘦者为多，但体胖的也不少见。

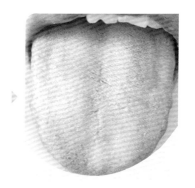

舌淡红，肝脾交界区分明，苔薄白

【四诊表现】神情抑郁，情感脆弱，烦闷不乐；舌淡红，肝脾交界区分明，苔薄白，脉弦。

【调养方式】多吃小麦、葱、蒜、洋葱、海带、海藻、萝卜、金橘、山楂等具有行气、解郁、消食、醒神功效的食物，同时要调整好心情。

适量饮用黄酒、红葡萄酒。日常多饮玫瑰花茶、茉莉花茶等。

不宜多吃肥肉、奶油、鳗鱼、蟹黄、鱼子、巧克力、油炸食品、甜食等影响气血运行的食品，以及甘薯、芋艿、蚕豆、栗子等容易胀气的食物。不宜食用冷饮。

睡前避免饮茶、咖啡等提神醒脑的饮料。

可以服用逍遥散、舒肝和胃丸、开胸顺气丸、柴胡疏肝散、越鞠丸等来调节。

【肩井穴】位于肩上，前直乳中，当大椎穴与肩峰端连线的中点上。

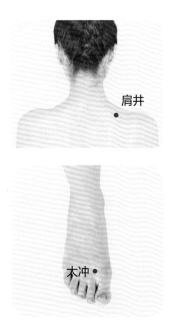

敲打此穴，早、中、晚各72下，具有疏肝理气、解郁宽胸的功效。本人临床上常用来治疗乳腺疾病。

【太冲穴】位于足背，第1、2跖骨间，跖骨底结合部前方凹陷处。为人体足厥阴肝经上的重要穴位之一，具有疏肝解郁、排肝毒、消火气的功效。

阳虚体质

这种体质以少女比较多见，总是手脚发凉，不敢吃凉的东西。性格多沉静、内向。

【总体特征】阳气不足，以畏寒怕冷、手足不温等虚寒表现为主要特征。

【形体特征】肌肉松软不实。

【四诊表现】平素畏冷，手足不温，喜热饮食，精神不振，舌淡胖嫩，脉沉迟。

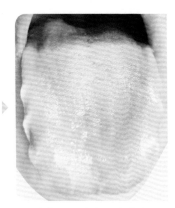

舌胖大，淡白，有齿痕

【调养方式】少食生冷寒凉食物，如黄瓜、藕、梨、西瓜等，平常可以选择驱寒的蜂蜜水喝，也可以加点红糖、姜当茶水喝。猪肉、牛肉、羊肉、鸡肉、黄鳝等动物肉适宜平日吃；锻炼时要控制出汗量，及时补充水分。

可酌情服用金匮肾气丸，也可以平常在家用当归、生姜、羊肉做成汤来喝，对四肢怕冷、宫寒不孕以及痛经患者都有好处。当然也可自己按摩足三里，灸气海穴、关元穴。

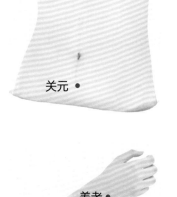

关元

【关元穴】在下腹部，前正中线上，当脐中下 3 寸，有培元固本、补益下焦之功效，凡元气亏损均可使用。

关元穴临床上多用于泌尿、生殖系统疾患，可用艾条每天灸 10 分钟左右。

【养老穴】腕背横纹上 1 寸，尺骨头桡侧凹陷中。

养老

经常按摩养老穴，可以清头明目、充养阳气、舒筋活络，对老视（老花眼）、耳鸣耳聋、颈椎病、手指麻木、半身不遂、咽痛、肩臂痛等老年病都有不错的治疗效果。

一般以指揉法为主，用手指指腹吸定在该处穴位上，腕部放松，做柔和而有渗透力的摆动，每日 1~2 次，每次约 10 分钟即可，手法宜轻，不可过强刺激。

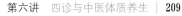

这种体质的人大腹便便，目前此类人比较多，治疗起来也比较棘手。

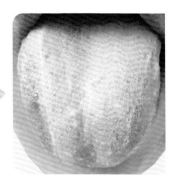

舌胖大，苔白腻

【总体特征】痰湿凝聚，以形体肥胖、腹部肥满、口黏苔腻等痰湿表现为主要特征。

【形体特征】体形肥胖，腹部肥满松软。

【四诊表现】面部皮肤油脂较多，多汗且黏，头晕晕乎乎，胸闷，痰多，口黏腻或甜，喜食肥甘甜黏，脚气，带下病。苔腻，脉滑。

【调养方式】对于这种体质的人，用药也需要用很久才能有效，痰湿是比较难去除掉的。

平常的饮食更加要注意，肥肉、啤酒、冷饮是禁止沾的，没有什么商量的余地。

薏米、冬瓜、白扁豆、红小豆，这几样都具有健脾利湿的功效，平常粥里可以放点儿，当然孕妇是要禁忌这些祛湿食物的。

豆腐、牛肉、生姜、木瓜、白萝卜、紫菜、洋葱、白果、山药、海带、苦瓜、黄瓜、丝瓜平常可以多吃点儿。

加强体育运动，不要懒床，多进行户外活动，不宜在潮湿的环境中居住和工作。

可以服用参苓白术丸、藿香正气水、香砂六君丸、香砂平胃丸等来健脾祛湿。

【丰隆穴】位于人体的小腿前外侧，外踝尖上8寸，条口穴外，距胫骨前缘二横指（中指），可主治头痛、眩晕等，是化湿祛痰的要穴。每天按压 1~3 分钟。

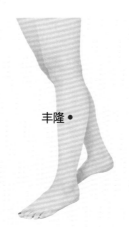

丰隆 ●

【足三里穴】敲打足三里可以祛湿。早、晚两侧各敲 300 下。

【阴陵泉穴】位于小腿内侧，当胫骨内侧髁后下方凹陷处。膝盖下方，小腿窝处，是脾经的合穴，可以健脾除湿。

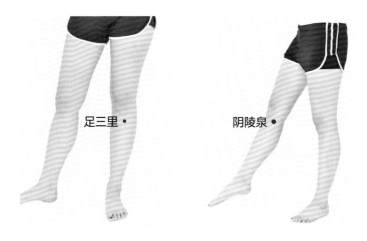

足三里 ●   阴陵泉 ●

每天要用手指按揉或者敲打这里，时间不拘，空闲的时候就可以，每次 3~5 分钟。

【承山穴】在小腿后面正中，委中与昆仑之间，当伸直小腿或足跟上提时，腓肠肌肌腹下出现三角形凹陷处。承山穴是最有效的祛除人体湿气的穴位，有人说其效果与红豆薏米粥有异曲同工之妙。

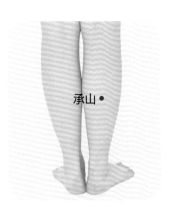

承山

通过刺激承山穴能够振奋膀胱经的阳气，排出人体湿气。

血瘀体质

这种体质多见于爱生闷气的人，通过自己脸上的面斑就可以检测出来。

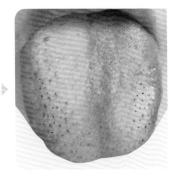

舌胖大，舌边暗红

【总体特征】血行不畅，以肤色晦暗、舌质紫暗等血瘀表现为主要特征。

【形体特征】胖瘦均见。

【四诊表现】刷牙时牙龈易出血，眼睛常有红丝，皮肤常干燥、粗糙，肤色晦暗，色素沉着，容易出现瘀斑，口唇暗淡，舌暗或有瘀点，舌下络脉紫暗或增粗，脉涩。

【调养方式】不适宜进补，进补则会生热，热灼津液，血则更瘀。此种体质的人，身体上容易长包块，如甲状腺肿大、乳腺增生、子宫肌瘤、卵巢囊肿等，需定期体检，早发现，早治疗。

平常可以多食用山楂粥、花生粥，也可以在办公室里泡山楂。

像莲藕、洋葱、香菇、猴头菇、木耳、海带、魔芋、金针菇、猪心、菠萝、桃仁、黑大豆等也能起到活血祛瘀的作用。酒可少量常饮，但啤酒要少饮。另外，天天保持"茄子"，乐呵呵的好心情，对气血的流通是十分重要的。

可服用逍遥丸合桂枝茯苓丸等药物。

【血海穴】屈膝，在大腿内侧，髌底内侧端上2寸，当股四头肌内侧头的隆起处。主治妇科病、血热型皮肤病、膝股内侧痛等。

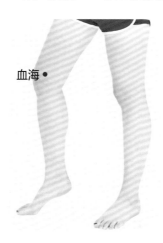

血海•

【曲池穴】在肘横纹外侧端，屈肘，当尺泽与肱骨外上髁连线中点。有清热解表、疏通经络的作用。

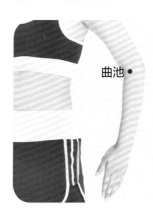

曲池•

常用于治疗肩肘关节疼痛、上肢瘫痪、高血压、荨麻疹、流行性感冒、扁桃体炎、甲状腺肿大、急性胃肠炎等。

特禀体质（过敏体质）

对花粉或某些食物等过敏，在中医学中称为特禀体质。

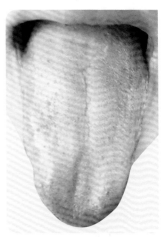

整舌高低不平，舌尖略红，舌根略腻

【总体特征】先天失常，以生理缺陷、过敏反应等为主要特征。

【形体特征】过敏体质者一般无特殊；先天禀赋异常者或有畸形，或有生理缺陷。

【常见表现】过敏体质者常见哮喘、风团、咽痒、鼻塞、喷嚏等；患遗传性疾病者有垂直遗传、先天性、家族性特征；患胎传性疾病者具有母体影响胎儿个体生长发育及相关疾病特征。

【调养方式】饮食清淡、均衡，粗细搭配适当，荤素配伍合理。

可服玉屏风散、消风散、过敏煎等药物抗过敏，当然最好是在医生的指导下结合自身的体质状况来调整药物治疗。

多选用的穴位是足三里穴和曲池穴，前边有阐述。

55检